[基金项目]：2018年国家重点研发计划"中医药现代化研究"专项（2018YFC1705400）

结肠炎、直肠炎中医疗法

韩 捷 袁 媛
殷景远 牛锦锦　　主编

河南科学技术出版社
· 郑州 ·

图书在版编目（CIP）数据

结肠炎、直肠炎中医疗法 / 韩捷等主编. —郑州 ：河南科学技术出版社，2021.5
ISBN 978-7-5725-0327-6

Ⅰ. ①结… Ⅱ. ①韩… Ⅲ. ①结肠炎—中医治疗法 ②直肠炎—中医治疗法 Ⅳ. ①R259.746

中国版本图书馆CIP数据核字(2021)第039736号

出版发行：河南科学技术出版社
　　地址：郑州市郑东新区祥盛街 27 号　　邮编：450016
　　电话：（0371）65788613　65788629
　　网址：www.hnstp.cn
责任编辑：邓　为
责任校对：王俪燕
封面设计：中文天地
责任印制：朱　飞
印　　刷：河南省环发印务有限公司
经　　销：全国新华书店
开　　本：720mm×1020mm　1/16　印张：13.5　字数：184 千字
版　　次：2021 年 5 月第 1 版　　2021 年 5 月第 1 次印刷
定　　价：48.00 元

本书编写人员名单

主　编　韩　捷　袁　媛　殷景远　牛锦锦

副主编　孙慧霞　刘宁博　吴雪华　王文倩

　　　　张春燕　杨佳佳　叶培磊　郑雪冰

　　　　孔　欣　代春燕　朱　宇

编　者（以姓氏笔画为序）

　　　　王文倩（河南中医药大学）

　　　　牛锦锦（连云港市市立东方医院）

　　　　孔　欣（河南中医药大学）

　　　　叶培磊（河南省鲁山县人民医院）

　　　　代春燕（河南中医药大学）

　　　　朱　宇（河南中医药大学）

　　　　刘宁博（河南中医药大学）

　　　　孙慧霞（河南中医药大学）

　　　　杨佳佳（浙江省杭州市明州脑康康复医院）

　　　　吴雪华（河南中医药大学）

　　　　张春燕（河南省正阳县中医院）

　　　　郑雪冰（河南中医药大学）

　　　　袁　媛（河南中医药大学第一附属医院）

　　　　韩　捷（河南中医药大学第一附属医院）

　　　　殷景远（黄河水利委员会黄河中心医院）

前　言

　　结肠炎与直肠炎是以腹泻、腹痛、黏液便等为主要症状的一种消化道疾病,《黄帝内经》称其为"肠澼"。由于结肠炎与直肠炎的临床症状与镜下表现具有一定的特殊性,因此笔者将此类疾病命名为"低级别炎症结肠炎"。

　　本书分上下两篇。上篇是理论篇,首先阐述了结肠炎与直肠炎古医籍中的相关名称;其次论述了结肠炎与直肠炎在古医籍中的病因病机,包括五脏相关理论、典籍中的相关理论、六淫及情志因素、特殊类型泄泻等;其后是结肠炎与直肠炎在古医籍中的治疗方法,包括脏腑辨证,六淫、外邪、心理因素的一般治疗和特殊治法,以及特殊类型的治疗。下篇是临床篇,重点提出了由结肠炎与直肠炎衍生的"低级别炎症结肠炎"的概念,并阐述了根据古方衍化的治疗低级别炎症结肠炎的常用方,当代医家治疗低级别炎症结肠炎经验荟萃及特色治疗和调治原则。本书行文通俗易懂,雅俗共赏,对广大结肠炎与直肠炎患者是一个福音,对患者了解病情、增强信心大有裨益。同时对于医务工作者来说,本书也是一本有助于开阔视野、扩展知识面的书籍。

　　笔者主攻各种结肠炎病症20余年,师从上海名中医马贵同教授,并至四川大学华西医院进修,曾赴德国交流学习,在治疗结肠炎与直肠炎方面有较丰富的理论及临床经验,在中医治疗结肠炎与直肠炎领域享有一定的声誉。通过本书,希望能为患者打开通往结肠炎与直肠炎(即低级别炎症结肠炎)神秘殿堂的大门,让患者充分了解结肠炎与直肠炎,不再恐惧疾病,增强抗病的信心。相关专业的医生同仁,也可以参考本书,相信有助于提高结肠炎、直肠炎的疗效。

　　由于时间紧张,学识有限,书中可能还存在不少错漏及不足,希望广大读者及同道批评指正,以便修订完善。

韩捷

2020 年 6 月

目录 CONTENTS

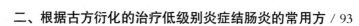

结肠炎、直肠炎

中医疗法

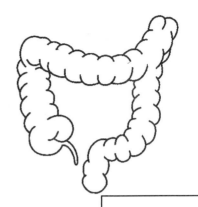

理论篇

一、肠澼在古医籍中的相关名称

西医所说的结肠炎、直肠炎相当于中医所说的肠澼。肠澼又称"痢疾""下利""久痢""久泻""滞下""大瘕泻""休息痢"等，随着对疾病本身认识程度的加深，不同时期对肠澼的称谓与认识也有所不同，因此形成了中医诊治肠澼特有的历史沿革。

1. 秦汉魏晋：肠澼认识的开端

《黄帝内经》中描述了以"腹痛""便血""下白沫""下脓血"为主要症状的病症，并将其命名为"肠澼"，这或许是关于肠澼的最早论述，后世诸多医家著作均曾以"肠澼"论述痢疾。《素问·通评虚实论》中有："肠澼便血何如？……身热则死，寒则生。……下白沫何如？……脉沉则生，脉浮则死。……肠澼下脓血何如？……脉悬绝则死，滑大则生。"可见，当时不仅描述了该病症的具体表现，还强调了其不良预后，是较严重的疾病。几乎在同一时期的秦汉《中藏经·脉病外内证决论第十二》中载："病肠澼者，下脓血，病人脉急，……目瞪者，死；或一身厥冷，脉沉细而不生者，亦死；食如故，脉沉浮有力而不绝者，生。"《中藏经·论诊杂病必死候第四十八》曰："病肠澼，下白脓者死。……下脓血，脉悬绝者死。……下脓血，身有寒，脉绝者死。"再一次强调了肠澼这种疾病病情较重，预后不良。《难经》中将肠澼称为"小肠泄"或"大瘕泄"，并在此时指出了肠澼主要表现为"里急后重"，为后世肠澼的诊断提供了依据。汉代以后，肠澼在古医籍中称为"痢疾""泄泻"。张仲景在《金匮要略》中用"下利"统称各种泄泻、痢疾之病症，其对痢疾的描写不仅包括症状，还明确了治疗方药，对痢疾的诊治有重要影响，如"下利，便脓血者，桃花汤主之""热利下重者，白头翁汤主之"。由此可见，春秋、秦汉时期的医家，已经对痢疾有了较深入的认识，尽管病名尚未统一，但对其病因病机、治法方药已有较明确的认识，这也为后世医家进一步认识痢疾奠定了良好基础。

魏晋南北朝时期，对痢疾的认识进一步发展，将以腹泻为主要表现的病症逐渐分为"泄泻"和"痢"，认识到这是两种不同的疾病，此时痢疾被称作"滞下"或"痢"。如《小品方·卷第一》在《治心痛腹胀满冷痛诸方》篇和《治下利诸方》篇中分别提到"温脾汤方，……始作滞下，腹痛自下佳"和"治冷彻赤白滞下不断，变成赤黑血汁，……腹痛枯瘦，不能饮食方"，首次提出了"滞下"之名，并对其病机、临床表现进行了生动描述，使后世医家对本病有了更直接的认识。

2.隋唐时期：肠澼的分类认识

进入隋唐时期，肠澼更多地被称为"痢疾"或"下利"，并着重对其分类进行了精彩阐释。隋代医家巢元方在《诸病源候论》中对泄泻下利有较详细的论述，包括水谷痢、泄痢、冷痢、热痢、脓血痢、赤白痢、赤痢、血痢、杂痢、休息痢等，如日久不愈则成久痢。其中脓血痢、赤白痢、休息痢与现代所说痢疾较为相似，如《诸病源候论·痢病诸候》篇中有言："夫春阳气在表，人运动劳役，腠理则开……其遇大肠虚，血渗入焉，与肠间津液相搏，积热蕴结，血化为脓，肠虚则泄，故成脓血痢也。"另有"休息痢者，肠胃虚弱，易为冷热，其邪气或动或静，故其痢乍发乍止，谓之休息痢也"，以及"夫冷热痢者，由肠胃虚弱，……冷热相乘，其痢乍黄乍白是也。若热搏于血，血渗肠间，则变为血痢也；而冷伏肠内，搏津液，则变凝白，……亦变赤白痢也"，详细描述了脓血痢、休息痢和赤白痢这三种痢疾类型的临床表现，同时阐述了病因病机，为辨证论治提供依据。

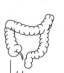

唐代著名医家孙思邈对痢疾也有独到的见解，《千金要方·卷十五脾脏方·热痢第七》曰："大凡痢有四种，谓冷热疳蛊。冷则白。热则赤。疳则赤白相杂无复节度，多睡眼涩。蛊则纯痢瘀血。"同时，孙思邈针对产后、小儿及不同脏腑的不同之痢分别进行论述，并有针对性地用药。王焘则在《外台秘要·卷第二十五·许仁则痢方七首》中将痢疾分为6种类型，"此病有数种，有水痢，有谷痢，有血痢，有脓痢，有脓血相和痢者，有肠澼痢"；在《外台秘要·卷第二十五·重下方六首》中曰："病源此谓今赤白滞下也，令人下部疼重，故曰重下，去脓血如鸡子白，……绕脐痛也。"可见，隋唐时期医家对肠澼（痢疾）的认识更加系统，并有各自的分类和治法。

3. 宋金元时期：肠澼的系统认识

宋金元是一个医学繁荣、百家争鸣的时期，对肠澼（痢疾）的认识更加深入，对病名、病因病机及治法均有系统阐述。《圣济总录》中已有"痢疾"病名，同时还描述了"痢"和"泄痢"，认为泄泻与痢疾皆源于肠胃病变，并对泄痢进行了系统描述："今脾胃气虚，冷气乘之，……大肠得冷，则不能固敛，故为泄痢。"但在其后的论述中多记载为"痢"，并将其分为冷痢（白滞痢）、热痢（赤痢）、赤白痢、气痢、血痢、脓血痢、蛊痢、休息痢、久痢等9种类型，还单列出《泄痢门·下痢里急后重》篇，阐述了各种伴有里急后重的痢疾的治法、方药。陈无择在《三因极一病证方论·卷之十二·滞下叙论》中论述："……近世并为痢疾，……但以寒、热、疳、蛊，分为四门，未为至当。……疳蚀虽下赤白，当在疳湿疮门；蛊利清血，当在中毒蛊门。今之滞下赤白者至多，皆是冷热相搏，非干疳湿蚀疮类……"

陈无择认为滞下与痢疾本是一病，但其对将痢疾分为寒、热、疳、蛊四种并不认同，将痢疾与疳湿疮、中蛊在病位、病性方面做了鉴别，并规范了痢疾的概念，对痢疾病名的认识也更加深入。到了《太平惠民和剂局方》，则正式命名了痢疾："论痢疾证候，皆因饮食失调……冷热相搏，遂成痢疾。"并指出"冷气相搏其色白，热气相搏其色赤"，强调了痢疾之大便赤白相间的特点。尽管宋代医家已正式提出了"痢疾"病名，但在百家争鸣的金元时期，诸多医家依然习惯以"痢"或"泄痢"代称痢疾，同时在治疗上注重以清利湿热为主要治法。刘完素在《素问病机气宜保命集·泄痢论第十九》有言："脏腑泻痢……轻则飧泄身热脉洪，谷不能化，重则下痢脓血稠黏，皆属于火。""治泄痢腹痛，或后重身热，久而不愈，脉洪疾者，及下痢脓血稠黏。黄芩、芍药……""治泄痢久不愈，脓血稠黏，里急后重，日夜无度，久不愈者。大黄……"所用之药也是历代医家治疗痢疾的要药，并通过用药阐述了痢疾相关的可能症状。朱丹溪则在《丹溪心法·卷二痢九》中论述："赤痢乃自小肠来，白痢乃自大肠来，皆湿热为本。""痢赤属血，白属气。有身热、后重、腹痛、下血。"

4．明清时期：肠澼的综合认识

进入明清时期，祖国医学对肠澼（痢疾）的认识有了质的飞跃，不少医家撷取历代各种学术观点的合理部分加以综合，同时结合自己丰富的医疗实践经验，形成了独特的学术认识，故各医家著作中几乎均有专门论述痢疾的章节进一步阐发了痢疾的病因病机和辨证论治。张景岳在《景岳全书·杂证谟·痢疾》中曰："即《内经》之肠澼也，……又谓之滞下。其证则里急后重，或垢或血，或见五色，或多红紫，或痛或不痛，或呕或不呕，或为发热，或为恶寒。"较全面地阐述了痢疾的临床表现，反映了当时医家对痢疾的系统认识。《医方考·卷二·痢门第十一》对痢疾的辨证进行了扼要分析："痢，滞下也。……热伤气，故下白；热伤血，故下赤；热伤大肠，……故里急后重。"另外，重点对治疗便脓血、血痢、白痢、噤口痢等各种证型痢疾的方药进行了阐述，较为具体地指导了痢疾的辨证论治。清代《证治汇补·卷之八·下窍门·痢疾》篇对滞下、肠澼和痢疾从病因病机方面做了对比鉴别，谓："饮食不节……闭塞滞下，为飧泄肠澼，《内经》滞下者；谓气食滞于下焦，肠澼者；谓湿热积于肠中，即今之痢疾也。"并对不同类型的痢疾腹痛的辨证意义进行了分析，"痢疾腹痛，乃肺金之气郁在

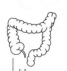
大肠，……因积滞者，腹必胀满；血虚者，痛必喜按"。在《证治汇补·卷之六·腹胁门》中提到"痢疾痛者，后重逼迫"。

唐容川在《血证论·卷四·便脓》中详细论述了痢疾便脓、里急后重的特征性表现和病机，"痢症便脓者，其症里急后重，欲便不便，或白或赤，或赤白相半，或下痢垢浊，皆非脓而似脓者也。……病气分则水混而为白痢，病血分则血扰而为赤痢"。还补充论述久痢、休息痢和噤口痢，较全面地阐述了这些痢疾的病机规律及调治之法。如文中言："久痢不止，肺气下泄，……治宜调补肺气""休息痢者，止而复作，……治宜按上治痢之法""噤口者，下痢不食，是火热浊攻、胃气被伤而不开。"同时，还对比了噤口痢与霍乱，尽管二者病症不同，但治则一致，而具体治法又有区别，可见对痢疾的认识十分深刻，"又补论曰：凡噤口痢，上噤下痢，法宜和中；此与霍乱对看自明，霍乱上吐下泻，必以和中而愈；则知噤口痢，上噤下痢，亦必以和中而愈。"到了《三指禅·卷三·痢症脉论》，医家对痢疾病名的演变过程进行了介绍，"痢有不与世相递嬗，而名则因时而变易。……《素问》谓之肠癖；《难经》谓之里急后重；汉谓之滞下；晋谓之秋燥；至唐方谓之痢。即其名而绎其义，便血曰癖，痛甚曰急，壅塞曰滞，皱裂曰燥，不利曰痢，痢之情形已显示于称名之表"。

5. 历代医籍对泄泻的记载

肠癖也可命名为泄泻。泄泻之名首载于《素问·生气通天论》，以"泄"称之，有"濡泄""洞泄""注泄""飧泄"等称呼。《难经》中对泄泻有较详细的描述，如《难经·论病》中提到："然：泄凡有五，其名不同。有胃泄，有脾泄，有大肠泄，有小肠泄，有大瘕泄，名曰后重。……小肠泄者，溲而便脓血，少腹痛。大瘕泄者，里急后重，数至圊而不能便，茎中痛。""脾泄"病名首见于《难经》，是指以腹部胀满、泻下如水、进食呕吐为主要临床特征的一类病症，与《内经》"濡泄"及后世医家所言之"湿泄"相似。《素问·宣明五气论》云："五气所病……小肠大肠为泄。"明言泄泻之生，乃肠中气机失和所致。小肠之职司，乃受脾之所化、盛胃之所纳，从而化水谷别清浊，其清者借脾气之升以达四旁，其浊者由胃气之降而传之于大肠。大肠则借脾气输布水液之助，以为燥化粪便之功，得胃气通降之力，以司传导糟粕于下。《医学实在易·大肠小肠说》谓："盖以肠者畅也，所以畅达胃中之气也。"《说文解字注》载："肠为胃纪，胃为脾腑。"《素问·六微旨大论》载："升降出入，无器不有。"虽然诸脏腑之气，均有其自身运动变化之规律，但脾胃共居中央，脾者主升，胃者司降，二者升降协调，则内外通达，上下交泰，一身气机和畅，清阳行上而浊阴出下，使诸脏腑各自司其本职，方能化糟粕以使之循序而出，故《医碥》云："肝主升，肺主降……升而不致于浮越，降而不致于沉陷，则属中和之德所主也。故曰脾胃居中，为上下升降之枢纽。"

泄泻在汉唐时代称为"下利"，宋代以后统称为"泄泻"。宋代陈无择《三因极一病证方论·泄泻叙论》云："方书所载泄利，与经中所谓洞泄、飧泄、溏泄、濡泄、水谷下注等，其实一也。"

《临证指南医案·泄泻》云："泄泻，注下症也。经云：湿多成五泄，曰飧，曰溏，曰鹜，曰濡，曰滑，飧濡之完谷不化，湿兼风也；……鹜溏之澄清溺白，湿兼寒也；濡泄之身重软弱，湿自胜也；滑泄之久下不能禁固，湿胜气脱也。"

考之古代医籍，对泄泻与痢疾的命名方式，主要分为以下几种。

（1）根据脏腑命名：关于泄泻和痢疾，张景岳认为，泄泻源于水谷不分，属中焦，涉及脏腑有脾胃和小肠，病位浅而病情轻，治宜分利；下痢源于脂血伤败，属下焦，涉及脏腑有肝、肾、大肠，病位深而病情重，治宜调理真阴，并助小肠之主，以益气化之源。

肾泄：《医碥·泄泻》曰："每天明时泻一二次，名肾泻。"《古今医统大全》认为肾泄多由肾虚而湿邪下注，如"肾泄者由肾虚，每于五更时溏泄一二次，而连月经年勿止者是，此多肾经湿注，饮酒之人多有之"。《杂病源流犀烛》不仅对肾泄的名称进行阐明，对肾泄的病因也做了补充，认为肾泄病因不仅有肾虚、食积、酒积，寒积同样可以引起。例如，"肾泄，即五更泄，一名晨泄，又名滚泄，固由于肾虚失守

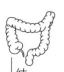

藏之职，而亦有由于食者；有由于酒者；有由于寒者"。

肝泄：《医碥》对肝泄进行描述："有肝气滞，两肋痛而泻者，名肝泄。"即肝泄是因为肝气郁滞，横逆犯脾所致。泄泻之由肝者必以脾虚为前提，如《景岳全书·泄泻》篇说："凡遇怒气便作泄泻者，必先以怒时挟食，致伤脾胃，故但有所犯，即随触而发，此肝脾二脏之病也。盖以肝木克土，脾气受伤而然。"

（2）根据临床表现命名：湿多成五泄，曰飧，曰溏，曰鹜，曰濡，曰滑，飧泄之完谷不化，湿兼风也；溏泄之肠垢污积，湿兼热也；鹜溏之澄清溺白，湿兼寒也；濡泄之身重软弱，湿自胜也；滑泄之久不能禁固，湿胜气脱也。

飧泄：最早见于《黄帝内经》，如《素问·阴阳应象大论》曰："春伤于风，夏生飧泄"，"清气在下，则生飧泄。"《金匮翼·飧泄》不仅描述了飧泄的临床表现，并对其病因进行了详细的探讨，如"飧泄，完谷不化也。脾胃气衰，不能熟腐水谷，而食物完出。经所谓脾病者，虚则腹满肠鸣，飧泄不化是也。又清气在下，则生飧泄者，谓阳气虚则下陷也。又风气入脾，亦令飧泄。夫风者木气也，而行于土中，风性善行，传化疾速，则熟腐不及，经所谓久风入中，为肠风飧泄是也。又脾所生病，为胸满呕逆飧泄者，亦木气制土之所致也。又虚邪舍于肠胃，多寒则肠鸣飧泄食不化者，土性喜温而恶寒，多寒则变化无权也。故飧泄之病，约有三端，一曰虚，二曰风，三曰冷，而皆以虚为本也。亦曰虚泄。"

溏泄：通常泛指水泻或大便稀溏。湿甚为此病的常见病因，如《素问·气交变大论》曰："岁土太过，雨湿流行，肾水受邪……脏气伏……病腹满溏泄肠鸣。"朱震亨则认为溏泄乃湿兼热所致，如《金匮钩玄·卷下》曰："溏泄者，渐下汗积黏垢，湿兼热也。"另外，陈无择在《三因极一病证方论》中描述"喜则散，怒则激，忧则聚，惊则动，脏气隔绝，精神夺散，必致溏泄"，即认为情志失调亦可导致溏泄。

濡泄：《金匮翼》对濡泄描述较为详尽，认为濡泄乃湿邪为患，临床表现为肠鸣腹不痛，如《金匮翼·湿泻》云："湿泻，一名濡泄，其脉濡细，其症泄水，虚滑，肠鸣，身重，腹不痛。由脾胃有湿，则水谷不化，清浊不分。久雨潮溢，或运气湿土司令之时，多有此疾。《内经》所谓湿胜则濡泄。《左传》所谓雨淫腹疾是也。又水寒之气，入客肠间，亦令人濡泻，经云：太阳之胜，寒客下焦，传为濡泄是也。"

鹜泄：《金匮钩玄·卷下》认为鹜泄的病因乃寒湿，临床表现为泻下澄澈清冷，例如，"鹜泄者，所下澄澈清冷，小便清白，湿兼寒也"。《古今医统大全》则认为鹜泄为脾胃及大肠有寒所致，例如，"鹜泻者，少腹生寒而为此证。盖阴中之至阴，脾也。脾胃虚弱，为风寒所胜，则阴气太盛，阴盛则脏寒，脏寒则糟粕不化，大便黑，状似鹜溏者是也。大肠有寒，证亦如此"。

滑泄：又名洞泄，此病多因风邪留连、气虚下陷而起，如《素问·生气通天论》曰："春伤于风，邪气留连，乃为洞泄。"《杂病源流犀烛》曰："滑泄，其泄不禁，泻久不止，大孔如竹筒，日夜无度。其或滑由气虚陷下者，或大肠滑泄而小便精出者，皆不可忽。"

口糜泄：《医碥·泄泻》对其临床表现及治疗描述十分详细，如"口糜泄，其证上发则下止，下泄则上愈。当口糜发时，用泻心导赤散，滚汤淬服。若当泄泻时，则早晚用参苓白术散，糯米汤服。若小便少，利不止，乃水走大肠，用茯苓、车前子各等分，煎汤代茶。若服寒凉药，口疮不效，则为虚火上泛，理中汤加肉桂，大倍茯苓，降阳利水，阳降则口糜愈，水利则泄泻止"。

（3）根据病因命名：

风泄：《杂病源流犀烛》曰："风泄，恶风自汗，或带清血，由春伤风，夏感湿，故其泻暴。或泻而风邪内缩，必汗之。"《证治准绳·泄泻滞下总论》亦曰："风邪内缩者，宜汗之则愈。"

寒泄：《时病论》曰："盖寒泻致病之原，良由感受乎寒，寒气内袭于脾，脾胃受寒则阳虚，虚则不司运用，清阳之气，不主上升，反下陷而为便泻。故所下澄澈清冷，俨如鸭粪，腹中绵痛，小便清白，脉来缓怠近迟，加木香、楂炭治之。"《丹溪心法·泄泻》曰："寒泄，寒

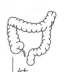

气在腹，攻刺作痛，洞下清水，腹内雷鸣，米饮不化者，理中汤；或吞大已寒丸，宜附子桂香丸；畏食者，八味汤。"

暑泄：《杂病源流犀烛》曰："暑泄，因受暑邪，烦渴，尿赤，自汗面垢，暴泻如水。"《时病论》曰："考暑泻之证，泻出稠黏，小便热赤，脉来濡数，其或沉滑，面垢有汗，口渴喜凉，通体之热，热似火炎，宜以清凉涤暑法。"

湿泄：由湿伤脾胃所致，如《证治要诀·大小腑门》曰："湿泻，由坐卧湿处，以致湿气伤脾，土不克水。梅雨阴久，多有此病。"关于湿泄的临床表现，《时病论》曰："湿泻之为病，脉象缓涩而来，泻水而不腹痛，胸前痞闷，口不作渴，小便黄赤，亦或有腹中微痛，大便稀溏之证。"

火泄：《杂病源流犀烛》曰："火泄，即热泄。脉数实，腹痛肠鸣，口干喜冷烦渴，小便赤涩，后重如滞，泻水，痛一阵，泻一阵。泻后尚觉涩滞。仲景谓之协热自利是也。"《时病论》亦曰："其证泻出如射，粪出谷道，犹如汤热，肛门焦痛难禁，腹内鸣响而痛，痛一阵，泻一阵，泻复涩滞也，非食泻泻后觉宽之可比，脉必数至，舌必苔黄，溺必赤涩，口必作渴，此皆火泻之证也。"

气泄：气泄相当于脾虚肝乘而致之泄泻，临床较常见。《景岳全书·泄泻·诸泄泻论治》对其治疗论述得更为详细，"当补脾之虚而顺肝之气，此固大法也，但虚实有微甚，则治疗宜分轻重耳。如禀壮气实，年少而因气泄泻者，可先用平胃散或胃苓汤。若肝气未平而作胀满者，宜解肝煎先顺其气。若脾气稍弱者，宜二术煎，或黏米固肠糕，或消食导气饮。若脾气稍寒者，宜抑扶煎、吴茱萸散，或苍术丸。若脾弱居多者，宜温胃饮、圣术煎，或六味异功煎。若既畏此证为患，则必须切戒气怒"。

惊泄：一般认为，惊恐伤肾，因此对惊泄按常规治法则应补肾，《脉因证治》从心调治的理论可谓别具一格。

食泄：食泄的病因为湿邪困脾，脾失健运，胃失消化，对其临床表现有这样的描述，如"食泻者，缘于脾为湿困，不能健运，阳明胃府，失其消化，是以食积太仓，遂成便泻。"

积泄：《医学传灯·泄泻》曰："积泻者，腹痛而泻，泻后痛减。泻去稍宽，偶然而起者，谓之食泻，法当消食分利。若不时举发，定因脾土虚弱，不能运化，以致食停作泻。初起必先消食，方可用补用温。世人概言脾泻，骤用温补者非也。大约脉实有力，宜用胃苓汤。脉细无力，宜用半消半补。"

痰泄：清代雷丰认为，痰泄的根本原因在于脾虚湿盛，临床表现为脉弦滑、胸闷、头晕恶心、时泻时不泻等，治疗宜化痰顺气。如《时病论》："痰泻者，因痰而致泻也。昔贤云：脾为生痰之源，肺为贮痰之器。夫痰乃湿气而生，湿由脾弱而起。盖脾为太阴湿土，得温则健，一被寒湿所侵，遂困顿矣，脾既困顿，焉能掌运用之权衡，则水谷之精微，悉变为痰。痰气上袭于肺，肺与大肠相为表里，其大肠固者，肺经自病，而为痰嗽；其不固者，则肺病移于大肠，而成痰泻矣。其脉弦滑之象，胸腹迷闷，头晕恶心，神色不瘁，或时泻，或时不泻是也。宜以化痰顺气法治之，俾其气顺痰消，痰消则泻自止矣。"

酒泄：《杂病源流犀烛》曰："伤酒泄，素嗜酒而有积，或一时酒醉而成其病。其症骨立，不能食，但饮一二杯。经年不愈。"《景岳全书·泄泻·诸泄泻论治》则对酒泄进行了更为细致的论述，针对酒的性质和人的体质，将酒泄分为湿热和寒湿两种，并确立了不同的治法。如"酒泄证，饮酒之人多有之，但酒有阴阳二性，人有阴阳二脏，而人多不能辨也。夫酒性本热，酒质则寒，人但知酒有湿热，而不知酒有寒湿也。故凡因酒而生湿热者，因其性也，以蘗汁不滋阴，而悍气生热也；因酒而生寒湿者，因其质也，以性去质不去，而水留为寒"。

二、肠澼在古医籍中的病因病机

（一）五脏相关理论

1. 肺移热于大肠论

肺移热于大肠一证，始见于《内经》，但治法欠详。肺热壅塞，治节失度，肃降无力，以致传导失常，而便意频频，或泄，或秘，此证病灶虽在大肠，病机实为肺失治节、移热于肠而致。病位：肺移热于大肠一证，其本不在脾胃而在肺。病症：多见往来寒热，口燥渴，小便不利，肛门灼热，大便或秘或泻，鼻干气促，舌红少苔或焦燥甚起芒刺，脉弦数或细数。治节者，治理全身气机，调节脏腑功能。肺，脏也；肠，腑也，互为表里。肺气宣肃太过，可累及大肠传导无度。肺气闭塞，肃降无权，可致大肠失通。

辨治： 今人一见泄泻，多以脾胃论治，人参、白术、茯苓、甘草、砂仁、豆蔻仁、木香、六曲，健脾理湿，惟务止泄，实是以燥易燥，反增遗患，实非上策。肺热壅塞，热迫大肠，挟食滞而泄。时病者因泻下而液枯，因肺热而阴伤，火烁金而上燥，肠液受伤，肺亦燥矣，宜急予润肺润肠之剂，微佐导滞之药。处方：沙参15g，玄参15g，麦冬24g，石斛10g，乌梅18g，山楂炭9g，黄芩10g，制大黄9g，甘草3g，禹余粮15g，焦粳米15g。水煎服。服药1剂，症状锐减，3剂而大便复常，诸症获愈。

全身肤黄如蜡，口渴喜饮，饮食乏味，食后胸脘痞闷，嗳气频作，唯喜食猪脂，稍累则见咳喘气逆，舌红绛、光剥无苔，脉细数。乃温病上焦热盛，肺热移行胃肠，致胃阴亏耗所成。急用甘凉濡润之品。处方：沙参24g，麦冬24g，石斛12g，玉竹15g，杏仁9g，阿胶（烊化）6g，粳米9g，甘草6g，黄芩6g，桑白皮6g。水煎服。

思考：肺移热于大肠证，实指脾、胃、肠三者阴液亏虚而言。脾阴虚则饥不欲食，肌肉瘦削，体倦乏力；胃阴虚则口干喜饮，乏味纳少，食后胀满，甚则干呕呃逆；肠液不足多见便秘，从而出现一系列消化系统疾病。今人一见大便不调，即谓脾失升运，于是多从脾胃功能之虚着眼论治，温补燥湿，忘其阳生于阴之义。动辄理中丸、六君子汤、香砂六君子汤，健脾温中，误治伤阴液者确非少见。脾胃之病，虽然阳虚者不少，阴虚者同样不应忽视。

2. 泄泻肝郁脾虚病机浅析

（1）**肝失条达，肝脾失和：**肝失条达是泄泻发病的主要病机。中医理论中肝与情绪恼怒变化关系最为密切，因肝为将军之官，不受遏郁，主疏泄气机，易为情志所伤。忧思恼怒、谋虑不遂、焦虑紧张等情志失调，则肝气郁结，肝失疏泄，是形成本病的基础。因此"善怒多思之体，情志每不畅达，怒则气结于肝，思则气并于脾，一染杂症，则气之升降失度，必加于呕恶、胸痞、胁胀、烦怨"。烦恼郁怒，肝气不疏，横逆脾土，脾失健运，升降失调，则可出现排便异常；肝为将军之官，"罢极之本"，过度紧张，亦可导致肝气疏泄太过或不及，从而影响脾胃的升降功能。肝木疏泄太过，往往导致腹泻的发生。

（2）**思虑过劳，脾气受损：**脾气虚弱是导致泄泻发生的另一主要病机。正气的强弱是决定机体是否发病的一个决定性内因，因此，尽管肝郁是发病的一个重要因素，但脾之强弱也是本病发生的另一重要因素，即脾强则不受木侮。在脾胃损伤的情况下，一旦为外界环境所扰，情志所伤，肝失条达，则肝脾同病，导致疾病的发生。或因过度劳累，

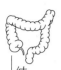

或曾罹患泄痢之疾，致脾胃受损，中气亏耗，运化乏力，升降失其常度，易于发生清气不升，则见泄泻；传导无力，亦可发生便秘；而一旦脾胃虚弱，则易为己所不胜所乘，从而导致或加重本病的发生。

（3）**劳损久病，累及脾肾**：因肾为先天之本，脾为后天之本，命门肾火温助脾阳，又赖后天精气滋养。脾虚久泻则下元失滋，可致命门之火衰惫；肾虚则火不暖土，可导致脾运不健，中阳亏虚，病久则脾肾阳虚。泄泻虽以情志失调为发病原因，但初起发病多伤及于脾，而脾与肾有着密切的联系，病久及肾，因为"火能生土，土之不旺即火之衰也"。

（4）**肠腑失司，气化失常**：①小肠：小肠的主要生理功能是受盛、化物、泌别清浊。小肠的病变，多由饮食不节，或因感受湿热、寒湿而引起。若受盛失司，则小肠排出食糜加快，则为泄泻。化物无权，则粪便中常见不消化食物，甚至完谷不化；泌别清浊失职，则大便泄泻，小便减少，日久则消瘦、面色不华等。②大肠：大肠的主要生理功能是传化糟粕、"主津"。若传导太快，津液来不及吸收，粪便势必稀薄而引起腹泻；若传导太慢，使津液吸收过多，则粪便燥结难出。腹泻多由于饮食所伤、食滞不化，或因湿热、寒湿下注，亦可因中气下陷或肾气不固而致。食滞为病，腹胀痛，泻下秽浊；寒湿为患，粪稀如水，腹中冷痛；湿热下注，下利赤白，里急后重；中气下陷或肾气不固者，多为久泄脱肛、大便不禁。

（5）**痰浊瘀血，疾病缠绵**：痰浊的发生，多由于脾虚不运，水湿停滞，聚而为痰，痰饮流注肠腑，则泄泻迁延不愈。瘀血的发生则主要由于肝失疏泄，气机郁滞，不能行血，可致血瘀；而且痰、湿、热、寒、虚、积等因素均可损伤肠络，导致瘀血的发生。

3. 从"脾虚则泄泻"治疗腹泻

脾喜燥恶湿，最易为湿所困。故两湿相引，湿困脾土，脾不升清，"清气在下，则生飧泄"。佩兰芳香化浊，藿香辛香温通，两者相须为用，化湿行气，醒脾和中；白术、茯苓健脾利湿；六一散能清解夏月暑湿；砂仁、蔻仁温中化湿，故能健脾止泻。此法即《医宗必读·泄泻》治泄九法中"燥脾"之法。素有嗳气食少，每因抑郁恼怒，或情绪紧张之时，发生腹痛泄泻，腹中雷鸣，矢气频作，脉多弦。故治疗多泻肝补脾，以强脾气，健运水湿。酒为水谷之精，其性温热，其与水谷相并，助湿生热，碍脾运化，脾不化湿成泄。

4. 利小便实大便论

津液的生成源于饮食水谷，化生于脾胃。其输布与排泄是依靠肺的转输宣降和肾的蒸腾气化、升清降浊的作用，借三焦为通道而输布于全身。同时还与小肠、大肠的吸收水液作用，以及肝的疏泄以协助津液输布和心主血脉推动血液循环的作用有关。尤其与小肠的受盛化物、泌别清浊相关。所以，小便的通利与否，与上述脏腑功能的失调都有关系。

（1）起源：小肠分清别浊的功能正常，则水液和糟粕各走其道，二便正常。此即有治泄泻须分清泌浊之意，"分消法"亦即后世的"利小便可以实大便"之法。又《伤寒论》164条云："伤寒服汤药，下利不止，心下痞硬，服泻心汤已，复以他药下之，利不止，医以理中与之，利益甚。理中者，理中焦，此利在下焦，赤石脂禹余粮汤主之。复利不止者，当利小便。"这里明确提出"利小便"法治复利不止。此外，《景岳全书·泄泻》云："泄泻之病，多见于小水不利，水谷分则泻自止，故曰：治泄不利水者，非其治也。"又《医宗必读》云："泄泻治法有九，一曰淡渗，使湿从小便而去，如农人治涝，导其下流，虽处卑隘，不忧巨浸。经云：治湿不利小便，非其治也。又云：在下者引而竭之，是也……"

（2）方药：泄泻的病因复杂多端，有外感风、寒、湿热，有内伤饮食、情志失调，有脾胃虚弱，有肾阳虚衰等。其病变重点在脾胃与大小肠。而其治法有解表散寒、芳香化湿、清利湿热、消食导滞、疏肝健脾、温补脾肾等，《医宗必读》列有九法，但总以健脾利湿为主，随证辅以他法，更兼以利小便之法。治疗泄泻的利尿药有车前子、泽泻、薏苡仁等。《本草纲目》有"车前子止暑湿泻痢"，"薏苡仁，阳明药

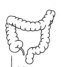

也……且能胜水除湿，故泄泻、水肿用之"，"泽泻，渗湿热，行痰饮，止呕吐、泻痢"等的明确记载。有关方剂，有张锡纯《医学衷中参西录》的"薯蓣苤苢粥"，方由生山药（轧细）一两、生车前子四钱组成。治阴虚肾燥，小便不利，大便滑泄。又单用车前子一两半，煮稠粥顿服，治一黄姓翁大便滑泄，百药不效，一服即愈。又有"加味天水散"，方由生山药一两、滑石六钱、甘草三钱组成。作汤服，治暑日泄泻不止，肌肤烧热，心中燥渴，小便不利，或兼喘促。又《傅山男女科全集·泄泻门》治疗泻甚、水泻、火泻、泄泻吞酸，均用车前子，或一两，或五钱，或一钱。诸方中又有泽泻、云苓、薏苡仁等利水药。又《伤寒论》有"小便不利者，桂枝去桂加茯苓白术汤主之"。

5. 论"脾胃"与"泄泻"的关系

（1）**急性泄泻**：是指新病，起病急骤，有发热、口干口渴、腹痛腹泻；便色赤而多臭、溺赤或伴有呕吐，舌苔黄腻，脉洪大或濡数，兼风邪者，泻下色青，腹痛，脉弦；兼寒邪者，小便清长，腹痛肢冷，脉沉迟而弱；兼暑邪者，高热烦渴，暴注下迫，泻下水样，气味恶臭，舌苔干黄，脉洪数；兼湿邪者，泻下稀薄，色淡味不臭，无热不渴，间有呕吐，倦怠无力，舌苔白腻或白滑，脉濡或沉缓；兼食滞者，泻下清稀，带瘀夹食，得泻则宽，胸腹胀闷，恶食，舌苔黄腻，脉浮实。然脾胃停湿者，宜化浊去湿，可选五苓散合平胃散化裁；夹外感者，用芳香疏散去湿，宜加减藿香正气散；湿热留滞，宜泄热去湿，可用葛根芩连汤；胃有实热或食滞者，用泄热行气消导法，实热用调胃承气汤，食滞用保和丸（汤）或枳实导滞丸化裁。

（2）**慢性泄泻**：是指发病缓慢，身无热或低热，口不渴，腹不痛或隐痛绵绵喜按，可分为脾阳虚、肾阳虚、脾肾俱虚或肝脾不和。脾虚泄泻是脾胃内在机能衰弱，不能运化水湿，致泻下稀薄，食后即泻，得泻则舒，纳食呆滞，面色苍白，体质羸弱，神疲困倦，腹胀而软，舌质淡，脉缓弱，甚至气虚下陷，肛脱不收；肾虚泄泻系肾阳不足，命门火衰，不能蒸化所致。脾虚者，以健脾利湿为主，方选扶脾汤或参苓白术散加味；气陷者，宜用补中益气汤或升阳除湿汤加减；肾虚泻，当温肾补火止泻，如四神丸或合禹余粮；脾肾俱虚者，宜从温肾健脾入手，加收敛固涩之品，如用附桂理中汤或六柱饮合四神丸；久泻且寒热虚实夹杂者，可用乌梅丸化裁。

6. 脾阴虚、肝气虚泄泻之病机

（1）**脾阴虚泄泻**："阳化气，阴成形。"脾阴是脾脏功能活动的内在有形物质基础，脾阳（气）是外在无形的功能活动。脾的功能，主要是通过脾阳（气）升运，充满生机；但脾阴是脾脏功能活动的物质基础，起着能源的作用，没有脾阴的协调、补充，脾阳是不能单独完成脾脏生理功能的。脾阴亏虚，脾失濡养，运化失调，虚热内生。轻则脾阴不足，健运不能复常；重则累及肾阴，肾为胃关，关门失阖，泄泻更难控制。临证可见久泄不止，便次频而不多，知饥而不欲食，口干而不欲饮，形体多瘦，四肢乏力，手足烦热，舌红少苔，或苔薄而干，脉细数无力等。故治泄泻切记要分清脾阴虚还是脾阳虚，若脾阴虚泄泻而误用温脾燥湿药，必致燥脾伤阴助热而生他变。脾阴虚的治疗原则，《素问·五脏生成》曰"脾欲甘"，说明补脾应以甘味为主。甘有甘温、甘凉、甘寒、甘淡、甘平之别。

（2）**肝气虚泄泻**：肝气虚，是指肝用不强，肝之功能衰退引起的一系列证候。《内经》对肝气虚证早有记载。《素问·上古天真论》曰"肝气衰，筋不能动"；《素问·方盛衰论》曰"肝气虚，则梦见菌香生草，得其时则梦伏树下不敢起"；《灵枢·本神》曰"肝气虚则恐"。肝藏血卧魂，肾藏精生髓，"精血同源"。又"肝行肾气"，张锡纯谓："肝主疏泄，原以济肾之闭藏。故二便之通行，相火之萌动，皆与肝气有关，方书所以有肝行肾气之说。""盖元气之上脱由于肝，其下脱亦由于肝，诚以肝能为肾行气，即能泻元气自下出也。"《冯氏锦囊秘录·杂症大小合参卷五》曰："泻属脾胃，人固知之，然门户束要者，肝之气也；守司于下者，肾之气也。若肝肾气实，则能约束而不泻；虚则失职，而无禁固之权矣。"临床中肝气虚证、肝阳虚证确实存

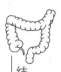
在，主要表现为肝疏泄不足及藏血无力。肝气不足，疏泄不及，木无以达土，则脾胃运化受纳失常。针对肝之气虚、阳虚证，治疗宜用酸甘益阴补肝体（血）、辛甘化阳益肝用（气）之法。遣方用药须注意温补，切忌过燥伤阴，滋阴切忌呆滞碍气，辛散避免太过耗气。

7. 运脾、补脾话健脾

（1）**运脾化湿法**：脾主运化包括运化水湿和水谷精微两个方面。暑湿当令，或贪食生冷瓜果，则湿从外侵，脾弱失运，水湿不化则湿自内生。脾性喜燥而恶湿，湿性腻滞，蕴阻中州则脾气受困，输运无权。化湿之法一为芳化燥湿，使湿浊内消，如《局方》不换金正气散，常用药如苍术、佩兰、藿香、厚朴、白豆蔻、半夏等。其中苍术一味，功专入脾，燥湿宽中，其性走而不守，尤属要药。二为淡渗利湿，使湿从下泄，如五苓散、六一散，常用药如车前子、泽泻、茯苓皮、猪苓、山药、通草、滑石等。若湿蕴化热，可配伍黄芩、青蒿、生薏苡仁、茵陈等药。

（2）**运脾开胃法**：脾性喜运而恶滞，乳食停滞于中，壅积胃脘，碍阻脾气，失其运达之能，故调脾必兼和胃，加用开胃消食之品可以舒展脾气。斯证每见脘腹胀满、嗳气、泛恶、腹痛、泄泻、大便腐臭、夹残渣或奶瓣，舌苔多垢腻，积滞、伤食吐、伤食泻、食积腹痛、疳积证等概属伤于乳食而患。宜运脾开胃，化食消积，按伤乳、伤食之不同而分别处治。乳积见于婴儿，体质柔嫩，宜缓缓消之，兼顾胃气，常用消乳丸、八珍糕。食积者多见于较大儿童，可用保和丸、大山楂丸等。前人经验，麦芽擅消乳积，建曲擅消谷食积，鸡内金能磨坚消积，山楂、莪术消积兼散瘀滞，谷芽和中下气，苍术消补兼施，可供斟酌选用。

（3）**温运脾阳法**：脾为太阴湿土，得阳始运，脾胃受纳、腐熟、转输等各项功能皆以阳气为本。温中之法为脾脏虚冷而设，病因为腹部中寒，或贪饮生冷，或因久泻、久病伤及脾阳。阳虚阴寒凝聚当釜底加薪，暖脾温脏，振奋中阳，驱除阴霾。

（4）**理气助运法**：脾主健运，必须气机条畅。若因受寒凝滞，或食积中阻，气道壅塞，运行不利则脾气郁遏。脾喜舒而恶郁，气滞不行则水谷不运，清浊不行。理气导滞，开郁助运，多用辛香之品，有行气、消胀、止痛之功，方如木香槟榔丸，常用陈皮、木香、枳壳、槟榔、丁香、枳实、莱菔子等。其中，陈皮、丁香兼能降逆止呕，木香、莱菔子功擅除胀止痛，枳壳、槟榔通达肠腑，槟榔、枳实兼驱虫积，可随症选用。

（5）**益气助运法**：常由厌食、泄泻等病久延不愈，或先天禀赋不足，后天护养失宜形成。其证属虚，当予补脾益气，但因运化力弱，忌用壅补，纯补则更碍气机，虽补而不受。宜取补运兼施法，则补而不滞，生化有源。方如异功散加味，即于补脾益气之外配以行气、开胃之品。

（6）**养胃助运法**：胃阴不足患儿有素体因素，有因热病或过食煎炸、炒香食品伤阴者。胃为阳腑，体阳而用阴，阴分不足，胃失濡润，亦不能受纳和腐熟水谷。胃阴不足治当养阴，但宜清补而不宜腻补，过用滋腻则碍脾。

（7）**甘淡滋脾法**：脾阴不足者可见胃纳呆钝、口干心烦、便干溲黄、皮肤失润、形体消瘦、手足心热、舌质偏红、苔少质干、脉象细数等症，治宜滋脾养阴，用药取甘淡，其性濡润，既无温燥伤阴之忧，又无寒凉损阳、滋腻碍运之弊。常用方如参苓白术散、中和理阴汤，药如山药、薏苡仁、白术、扁豆、芡实、茯苓、莲肉、甘草等。

（8）**滋脾养血法**：脾阴不足、血不养心可致心脾阴血两亏，症见心悸怔忡、虚烦健忘、多梦少寐、入睡盗汗、精神不振、面白唇淡、舌淡苔薄、脉象细弱等，治当滋脾生血、宁心安神，以归脾汤为主方。脾之统摄血液，亦与脾阴有关。统摄失职可见吐血、衄血、便血、尿血、紫癜等症，其出血多色泽淡红，反复发作，伴面白神疲、头晕心悸等症，治宜甘凉滋阴、养血摄血，勿用温散动血之品。

（9）**酸甘化阴法**：本法用于脾胃阴虚津伤证，对阴液耗散不固者尤宜。如小儿泄泻频乃肠热阴伤，治以清热敛阴，取连梅汤加减，常用乌梅、黄连、白参、石斛、麦冬、生地黄、白芍、甘草等。

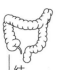
（10）甘凉养胃法：小儿热病后期、疳证、泄泻、厌食、消渴等都有胃阴亏虚证，常用石斛、麦冬、沙参、玉竹、百合、白芍、生地黄、知母、葛根、天花粉、芦根等。若胃津大伤、口中燥渴又可予五汁饮以生津止渴、沃焦救焚。

（二）典籍中的相关理论

1.《外台秘要》大肠病治疗规律

（1）痢疾：

病机：岁时寒暑不调，风、寒、热毒、湿毒侵袭，以及饮食不节是形成痢疾的外因；而运动劳役，荣卫不足，脾胃亏虚，正气损耗是决定其发病与否的内在因素。

分类：依据其病因病机、临床表现的不同将其分为水谷痢、水痢、冷痢、白痢、热毒痢、赤痢（亦称血痢）、脓血痢、冷热痢、赤白痢、蛊注痢、肠蛊痢、疳痢、休息痢等十余型论治。

水谷痢：水谷痢是指因脾胃虚弱，运化失司而致的痢疾。《外台》明确指出本病属外邪侵袭，伏藏体内，遇正气亏虚而发的伏而后发之病。而饮食不节亦可引发本病。其病机为脾胃气虚，风邪乘虚入于肠胃，致脾虚不能克制水谷，糟粕不能结聚，则发为痢。治疗以清热利湿为主、健脾益气为辅，方选《集验》黄连阿胶汤及又方、《必效》疗水谷痢方及又方、《古今录验》疗热水谷下痢方等。纯下粪水之水谷痢，称为水痢，治疗以化湿为主，兼以扶正，方如《广济》疗水痢及霍乱方及疗水痢腹中气方、文仲马蔺散、《经心录》主水痢方等。

冷痢：冷痢是肠胃虚弱，受于寒气所致的痢疾。症见痢下色白、色青，或色黑，或如冻胶，或如鼻涕，常伴肠鸣。其治疗以温脾化湿，行气导滞为法，方用《广济》调中散，《肘后》疗寒下方，《千金》乌梅丸、温脾汤，《古今录验》白头翁汤、文仲姜附散等；亦可依《肘后》外治法，用艾灸脐下一寸；或按文仲姜艾馄饨子方以食疗之法治疗；还可用《千金》疗卒暴冷、下部疼闷方进行外治。冷痢纯下白脓者，称为白痢、白滞痢，因肠虚冷气侵袭，致津液凝滞而成。治以温中散寒、健脾化湿之法，方选《广济》疗白脓痢方、《千金》大桃花汤、《延年》乌梅丸、《必效》白痢方、《古今录验》龙骨汤等。

热毒痢： 热毒痢指骤受暑湿热毒所致的痢疾。以昼夜下痢七八十次，口渴甚，伴里急后重为主要临床表现。治疗采用清热解毒、凉血消积之法，方可选《千金》疗热毒痢方、文仲黄连丸等。若"热乘于血，血流渗入肠"，则形成赤痢（亦称血痢）。其治疗以凉血解毒止痢为法。方用《广济》黄连丸或疗下赤痢方、《古今录验》犀角煎或地肤散、崔氏黄连丸、《必效》疗赤痢方、深师蒲黄散等。

脓血痢： 脓血痢为热痢之变证，其病由于过劳致卫外不固，春伤于风，至夏又受热气来乘，血性得热则流散也，其遇大肠虚，而血渗入，与肠间津液相搏，积热蕴结，血化为脓，肠虚则泄，故成脓血痢。本病治疗宜采用清热解毒之法，方可选《肘后》柏皮汤、文仲治热痢方或久下痢脓血方、《删繁》赤石脂汤等。

冷热痢： 冷热痢是寒热夹杂所致的痢疾。症见痢下乍黄、乍白。《外台》认为脾胃不足，虚寒内生是本病形成的内因；热邪侵袭为其外因。其治疗以调气、和血、导滞为基本原则，清热燥湿与温化寒湿兼用，根据寒热偏颇调整其比例，方可用《删繁》香豉汤、《古今录验》生春石榴浆、《近效》神验黄连丸等。

肠蛊痢： 冷热痢经久不愈，表现为下痢赤白，或纯下瘀血者，称为肠蛊痢。采用《肘后》疗肠蛊方治疗。

蛊注痢： 蛊注痢是因岁时寒暑不调，湿毒之气伤人，随经脉血气，渐至于脏腑，大肠虚者，毒气乘之，毒气挟热，与血相搏，则成血痢。以痢下如蛊注，泄脓血瘀浊杂物为特点。临证见腹痛，下痢如鸡、鸭肝片。对于湿热毒邪所致者，治以清热解毒祛湿之法，宜选《肘后》又方等。若由寒湿毒邪而致者，当以散寒祛湿解毒为法，用《肘后》疗苦时岁蛊注毒下者方。

休息痢： 休息痢指痢疾时发时止，经久不愈者。痢疾治疗不彻底，

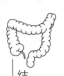

致脾胃虚弱，饮邪内停，大肠传导失司是本病发生的内因；冷热邪气乘袭乃本病之诱因，总属虚实夹杂之证。治疗采用健脾益气，化湿导滞之法以补泻兼施，方选《肘后》疗休息痢方、文仲疗休息痢方等。

疳痢：小儿下痢日久，则形成疳疾与痢并见的疳痢，多因久痢致脾胃气虚，水液失运而发。治疗以补脾益气为主，必要时可采用收敛固涩之法。方可用《必效》疗冷疳痢方、《古今录验》疗五疳蒸下痢方、《广济》兀子矾散；亦可用《必效》疗积久痢成疳灌方以灌肠治疗。

（2）泄泻：

病因：泄泻的病因，不外乎外感与内伤两个方面，因外感而致者，多与寒热邪气侵袭有关；内伤者则与肝气犯胃、脏腑虚弱等因素有关。其病变主要在脾、胃与大、小肠，而脾胃功能障碍是导致本病发生之关键。

病机：外邪而致，若热气乘虚而入，攻于肠胃，则下黄赤汁；若温毒气盛，则腹痛、壮热，下脓血如鱼脑或如烂肉汁；若寒毒入胃，则腹痛、身热、下清谷。

辨治：其治疗以祛邪为主。因热毒而致者，以清热解毒祛湿为法，方可选《伤寒论》葛根芩连汤、《肘后》黄连丸、范汪秦皮汤、《集验》柏皮汤、《千金翼方》白头翁汤、张文仲犀角汤、深师七物升麻汤及黄连汤等。因寒而致者，治以散寒祛湿之法，方用《肘后》赤石脂汤及白通汤、范汪豉薤汤及通草汤等。脏腑虚弱之腹泻，多与脾胃中冷、大肠虚寒、三焦虚寒等因素有关。脾胃中冷而致者，治疗应以温脾益气化湿为法，方可选深师厚朴汤、温脾汤、大温脾汤等。大肠虚寒而发者，可用《千金》黄连补汤以化湿敛泻。因三焦虚寒所致之泄泻，当用《删繁》茯苓安心汤、半夏泻心汤，《千金》黄连丸以辛开苦降；或用《删繁》柏皮汤止痢方、人参续气汤等以补泻兼施。下焦热盛亦可致泄泻，其治当以清热祛湿止泻为法，方可选《删繁》升麻汤，《千金》赤石脂汤、香豉汤、黄连汤等。

（3）大便难：

大便难，即便秘。指排便间隔时间延长，或虽不延长但排便困难者。便秘多由热盛、津亏或寒凝，致脏气不调，大肠传导失司而发。

病因病机：有因过用发汗之法，致津亏肠燥而发者；有因饮食将息过热，热气蕴结而致者；亦有因肾虚不能制小便，尿频致津液枯竭，胃肠干燥而病者；还有因脏气失调，外邪侵袭而发者。

辨治：本病的治疗总以通便为要，但不能尽用硝黄之类攻下，应针对不同证型，施以相应治法。属热秘者，治当清热通便，可用《删繁》柴胡通塞汤、《集验》滑石汤、《千金》三黄汤等。若热盛津伤者，宜增液行舟之法，方可选《古今录验》麻子仁丸。如表证未除而大便不通者，当用《广济》柴胡散或柴胡汤以解表与通下兼施。因宿食停滞之便秘，治当消食导滞通便，方用《千金》练中丸。

2.《医宗必读》治泻九法临床应用总结

《医宗必读·泄泻》为明代李中梓所著，书中提出的治泻九法有淡渗、升提、清凉、疏利、甘缓、酸收、燥脾、温肾、固涩。

（1）**当明其理，方可应用**：疏利之法，《医宗必读》中说："一曰疏利，痰凝、气滞、食滞、水停皆令人泄，随证祛逐，勿使稽留，经云实者泻之，又云通因通用是也。"可见，疏利就包括了燥湿化痰、疏肝理气、消食导滞、攻逐水饮等多方面。

（2）**组合应用，取长补短**：《医宗必读》九法可大致分为治标与治本两类，治标如淡渗、甘缓、酸收、固涩，治本如燥脾、温肾、清凉、疏利。治标常可迅速止泻，以防过泻伤正，而治本则可从根本上瓦解病因，防止闭门留寇。

（3）**与脏腑辨证相结合**：泄泻其本在脾，其他脏腑失调若影响到脾的运化，也可致泄。故临证时要注意脏腑的病机变化，以适时选用疏利、燥脾、温肾等法。

（4）**与药物的选择相结合**：淡渗法常用白术、茯苓、砂仁、薏苡仁、车前子、滑石，疏利常用神曲、山楂、陈皮、莱菔子、半夏，温肾常用补骨脂、肉桂、附子，固涩常用赤石脂、炒诃子、石榴皮、肉豆蔻等。

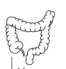

（5）**与病情相结合**：《医宗必读》九法应用时，不可泥古刻板，而应与病情相结合，如酸收、固涩等法适用于久泄，但泄泻初起则需慎用淡渗、清凉之法，久泻用之须中病即止，不可妄投分利，过用苦寒，以免劫其阴液，耗伤脾阳。

3. 李中梓治泻法补识

（1）**淡渗**：利小便以实大便是泄泻治疗的一大原则，然湿有内外之分，泻有新久之别。急性腹泻，泻下稀水样便，口渴尿少，多因外感湿邪，邪客小肠，小肠不能分清泌浊，以致水走大肠，暴泻如注，对此予淡渗之品以通利小肠，复其气化之职，自然水走膀胱，小便多而腹泻止。淡渗之品，多用茯苓、猪苓、泽泻、滑石、萹蓄、车前子、瞿麦等，代表方如五苓散、六一散。五苓散适用于水泻、口渴、尿少、舌淡红苔白者；六一散适用于水泻而属暑湿者，若心烦口渴甚当用益元散。六一散、益元散之类，散剂比煎剂效果好，只是口感不好，不易被患者接受，对此本人常用自制加味六一汤（滑石、甘草、生山药、车前子），临床疗效颇佳，也易被患者接受。慢性腹泻，湿邪多产生于脾虚不运，或阳虚不化，或气机阻滞，淡渗之品可为辅而不宜为主，宜暂用而不宜久服。

（2）**升提**：升提包括两层意思，一是升腾鼓舞胃气，二是以风胜湿。升提法适用于脾胃虚弱，清气下陷，或脾胃之气猝为寒湿所困，谷气下流之证。盖胃为水谷之海，饮食入胃，经脾胃之运化，其精气上升而输于肺，若脾胃受损，则胃气不升、清气下流而成泄泻。另一适应证是表邪内陷之泄泻证，内陷之邪虽有寒邪、热邪之异，但驱邪外出是其基本原则，寒邪者可用葛根汤，热邪者常用升麻葛根汤、葛根芩连汤。升提法还有一个用途就是条达肝气。脾虚易致肝乘，肝郁每多乘脾，所以肝郁脾虚，每多兼见，风药除用于脾气下陷外，亦适用于肝郁乘脾者。肝气得风药之升散条达，其郁自解，症状亦常得以缓解，只是用作疏肝时，药量不宜过重。如防风芍药汤、痛泻要方中的防风，都是这种用途。

（3）**清凉**：热之邪侵犯胃肠，而成暴注下迫，或腹泻便溏质黏，身热口渴，心烦尿赤，肛门灼热，舌红苔黄，脉数，当用苦寒之品，清热燥湿，坚阴止泻，药如黄芩、黄连、黄柏、苦参、马齿苋等，代表方如黄芩芍药汤、连朴饮。又有温病热毒注于大肠，症见壮热不退、下泻无度、似痢非痢，或见斑疹昏谵，治当清热凉血解毒，方如清瘟败毒饮、紫雪散。

（4）**疏利**：疏利，就是针对痰食水气留滞的病机，通过疏利祛邪以恢复脏腑功能而使泻止的方法。邪气不同，用药各异。因食滞而腹泻腹胀，大便臭秽，恶心厌食者，可用保和丸；若食积郁热互结，大便泻而后重不爽者，宜小承气汤；寒积而泻，脘腹冷痛，舌苔厚浊者，可用温脾汤、感应丸；痰凝气滞，症见胸脘不宽，不思饮食，泻秘交作，苔腻脉弦或滑，可予半夏、陈皮、枳实、茯苓、生姜等理气消痰，方如和中丸；若肝气郁结，腹泻每因情志而诱发者，则当疏理肝气，应以柴胡疏肝散为基础方。

（5）**甘缓**：一是病情不同，甘缓法多用于急性泄泻，泻势较急，常水谷杂下，其中虚因于暴泻；燥脾法多用于慢性腹泻，泻势较缓，便多溏薄，其泄泻因于脾虚。二是组方立意不同，甘缓多用味甘补中，守而不走之品，有急固决堤之意；燥脾多用辛甘苦燥之品，补脾而祛湿邪，寓泻于补，意在培土以运湿邪。甘缓之药如参、芪、术、草、山药、蛋黄等，白术芍药汤、胃风汤、理中汤之于急性泄泻皆寓甘缓之意。

（6）**酸收**：酸收法，临床意义有三：一是收敛正气，复其统摄之权；二是收其下注之势，防其泻下过度而致脱变；三是病延过久，速以断下，收关门之功。酸收法常与清凉、升提诸法并用，常用药物有诃子、乌梅、石榴皮、五倍子等。一般来讲，泄痢不宜过早应用酸收药。

脾虚湿泻，多为慢性泄泻，常表现为大便溏泄，食少纳差，面色萎黄，参苓白术丸、六君子汤为其代表方。

（7）**温肾**：温肾法主要用于脾肾虚寒证。然虚寒证有新久之别，猝然而发，下利清谷，或伴呕吐，四肢不温，脉象沉细，为寒邪直中，

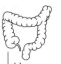
阳气暴伤，治当温阳散寒，多用干姜、附子、肉桂、吴茱萸之类，方如四逆汤、真武汤、浆水散等。若泻下日久，脾病及肾，大便溏薄，畏寒肢冷，遇寒则发，糟粕不化，小便清长，舌淡脉弱者，当温补脾肾、补火生土，方如四神丸、右归丸、附子理中汤等。

（8）固涩：固涩法主要针对泄泻日久、脾肾虚寒、邪少虚多、关门不固、滑脱不禁之证，所以临床常与燥脾温肾法配合运用，常用药物有赤石脂、禹余粮、肉豆蔻、米壳等，方如桃花汤、真人养脏汤。

4. 试析《症因脉治》论泄泻

（1）泄泻病因病机：

1）感受外邪：外感六淫，由表入里，侵及脾胃，致升降失司，清浊不分，水谷混杂而下，则发生泄泻。外邪主要指风、寒、热、暑、湿等邪气。

2）饮食不节：饮食不节是导致泄泻的重要因素之一。如食积泄泻，秦景明指出："饮食自倍，膏粱纵口，损伤脾胃，不能消化，则成食积泄泻之症。"痰积泄泻，他认为是由于"饮食过当，或食后即卧，或肥甘纵口，磨化渐难，遂成痰积，下溜大肠，则成泄泻"所致。

3）脏腑虚弱：秦氏认为脾肾虚弱也可产生泄泻。如"脾气素虚，或大病后，过服寒冷；或饮食不节，劳伤脾胃，皆成脾虚泄泻之症"，"真阳不足，肾经虚寒，肾虚则封闭之令不行，肾主五更，至此时则发泻也"。

（2）泄泻分型：

1）外感泄泻：外感风泻由于风邪客于肠胃所致。主要有自汗头汗、恶风发热、头痛额疼、泻下水谷等症状，脉象多浮而弦。外感寒泻为寒邪侵袭，直中三阴经，导致泄泻。症状表现为恶寒身痛，不发热，口不渴，小便清白，腹中疼痛，泄泻水谷，脉象多以沉迟为主。外感暑泻为暑湿之邪伤于肠胃所致。多为夏秋之际，突然腹痛、烦闷口渴、暴泻粪水、肠鸣飧泄等表现，以虚细或濡散为主要脉象。外感热泻为热邪炽盛，可见发热口渴、唇干齿燥、小便赤涩、肛门如火、粪色多黄等症状，脉象以浮数或沉数为主。外感湿泻为湿邪侵袭，困阻脾胃则生泄泻。多见泻水肠鸣，腹不痛，身重身痛，或呕而不渴等症，以濡软或浮缓为主要脉象。

2）**内伤泄泻**：积热泄泻乃久食膏粱厚味、辛辣香燥之物，郁积化热所致。症见发热口渴，肚腹皮热，时或疼痛，小便赤涩，泻下黄沫，肛门重滞，脉象沉数等。积寒泄泻由于饮食生冷伤及肠胃引起。多有腹中绵绵作痛，小便不赤，泻下清白鸭溏之色等症状，以沉细而迟为主脉。痰积泄泻乃脾虚湿聚，久成痰积，下溜大肠引发泄泻。症见头晕身重，倦怠乏力，或泻或止，或多或少，或下白胶如蛋白，腹中漉漉有声，脉象多弦滑。脾虚泄泻乃脾气虚弱，清阳不升则生泄泻。主要症状有身弱怯冷，面色萎黄，四肢倦怠，不思饮食，时时泻薄等，脉多微弱、迟缓。肾虚泄泻乃肾阳不足，封藏不利，时至五更而发泄泻。见有五更连次而泻，或当脐作痛，痛连腰背，腹冷膝冷等症，脉象以虚细为主。

（三）六淫及情志因素

1.《黄帝内经》"三因制宜"辨证论治在小儿泄泻治疗中的应用

三因制宜指因时、因地、因人制宜，它源于《黄帝内经》，是祖国医学治疗特色之一。泄泻是小儿时期最为常见的疾病之一，以大便次数增多、粪质稀薄或如水样为特征。

（1）**因时制宜**：明代王肯堂《证治准绳·幼科·吐泻》亦指出："有数岁小儿忽患吐泻，始自夏秋昼近极热之地，解衣乘凉，夜卧当风所致。盖先感热，后感冷，阴阳相搏，气射中焦。"并提出"夏秋治里""冬春治表"的治疗原则。

病机：泄泻在儿科发病率高，一年四季均可发病。小儿藩篱不密，卫外不固，易为外邪所侵；且小儿脾常不足，受邪则困，运化失健，升

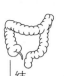

降失职，清浊不分，合污而下，而致泄泻。故外感为小儿泄泻之主要病因。外感风、寒、暑、湿、火邪均可致泻。最常见者为暑湿（热）侵袭与风寒（湿）外感。春泻者，逍遥散疏肝健脾；夏秋泻者，胃苓汤运脾利湿；冬泻者，四神丸温补下元，故治疗小儿泄泻，必须因时制宜。

举例：

湿热泄泻： 夏秋季节最为多见，一般便次多，如水注，色黄褐，气臭秽，夹黏液；若发生在炎夏酷暑季节，症见身热烦渴、头重自汗、脉濡数，为夹暑。治宜清肠解热、化湿和中，葛根黄芩黄连汤加减。夹暑者，佐用香薷、白豆蔻、鸡苏散（包）、荷叶、藿香等。

风寒泄泻： 多有冒受风寒，饮食生冷史。一般便清稀，臭气轻，夹泡沫，腹痛重，且常伴风寒表证，治宜疏风散寒、化湿和中，用藿香正气散加减。又因"无湿不成泻""湿多成五泻"，故在上述治疗的基础上，遵元代朱丹溪《丹溪心法》"湿用四苓散加苍术，甚者苍白二术同加，炒用燥湿兼渗泄……"之旨，常获显效。

（2）**因地制宜：** 宋代《小儿卫生总微论方·吐泻论》指出："吐泻所论冷热时月，此钱乙以中原之地言也，今较之江浙，则气候不同。……经所谓东西南北之异地，温凉寒热之异宜，况每发寒热，自随时令早晚，难以拘定月日也，候之者，乘其至也，谓至其热则从热治，至其温则从温治，至其寒则从寒治，至其凉则从凉治，此乃随四时之气，各适其宜。"

病机： 小儿时期，特别是婴幼儿，脾胃虚弱，受纳运化力弱，加之乳食不知自节，则易为乳食所伤，脾伤则不运，胃伤则不能消磨水谷，从而混杂而下，并走大肠而发泄泻。

举例：

伤乳泻： 故在小儿泄泻中，伤于乳食者最为常见。婴儿时期，多以母乳或牛乳等食为主，若哺乳过量，超过小儿脾胃运化能力，则造成乳积吐泻，此即伤乳泻。伤乳泄泻，一般便稀薄，色淡白，夹乳片，气酸臭。治宜消乳化积、理气和胃，消乳丸加减。母病及子者，还可母子同治。

伤食泻：也有因乳母饮食失调，病自乳传，母病及子者，若因婴儿骤然改变饮食，添加辅食过多、过快或小儿饮食无节，贪食无厌，进食过量等皆可造成食积肠胃，脾运失司，而为伤食泻。伤食泄泻，一般腹胀满，泻后减，气味酸臭，夹有食物残渣，治宜消食化积、理气降逆，用保和丸加减。异地生活而泄泻者，俗称"换水土"。应在辨别寒热虚实的基础上，结合地域水土及饮食情况辨证论治，伤于肉食重用山楂，伤于面食重用莱菔子，伤于谷食重用神曲。

（3）**因人制宜**：《证治准绳·幼科·积》指出："孩儿虚瘦长短黑白，南北古今不同，不可一概论也。"《古今医统·幼幼汇集·泄泻门》亦强调："泄泻乃脾胃专病。……医者当于各类求之，毋徒用一止泻之方而云概可施治，此则误儿，岂浅云尔？若不治本，则泻虽暂止而复泻，耽误既久，脾胃益虚，变生他证，良医莫救。"

病机：小儿常因饥饱不一，饮食偏嗜不同，而逐渐形成相应的体质差异，若脾胃本虚，或因先天禀赋不足，如早产儿、疳证儿，或病后失调，或因寒凉药攻伐伤脾，皆能使脾胃虚弱，运化失职。

举例：

脾胃气虚泄泻：脾胃虚损，运化无能，水谷不能化生精微，水反为湿，谷反为滞，水谷不分，并走于下而致泄泻，若不及时治疗，则可导致脾胃气虚下陷，成为滑泄重症。脾胃气虚泄泻，一般便稀溏，色淡不臭，夹未消化物，每于食后作泻。治宜健脾益气、助运化湿，参苓白术散加减。

肝脾不和泄泻：脾虚致泻者，一般先耗脾气，继伤脾阳，日久则脾损及肾，造成脾肾两虚；也有因胎禀不足及病后失调等原因形成脾肾两虚体质者，脾阳虚则水湿不化，肾阳虚则脾失温煦，水谷不能腐熟，以致产生虚寒泄泻。肝脾不和泄泻，一般便色青，受惊、啼哭则泻，肠鸣音亢进，泄泻、嗳气后腹痛减，治宜抑肝镇惊、扶脾助运，益脾镇惊散合痛泻要方加减。

理论篇

29

2. 风寒浊邪壅塞肠中

风寒浊邪壅塞肠中发病机制为浊邪壅塞肠中，传导失司，气机不通，气血壅滞，肠络受损，下痢赤白。中医学认为本病多从风寒得之，风淫于内扰乱肠胃是病之根由，其发病机制应为"风""寒"之浊邪壅塞肠中，传导失司，气机不通，气血壅滞，肠络受损，则下痢赤白。"风""寒"之邪损伤阳气，阳不化液，积而成饮，饮留胃肠，留于胃中之时则心下满或痛，水走肠间，则肠间沥沥有声而见肠鸣。水饮下行逼迫肛门直肠，故见肛门坠胀、时欲大便、自利、利后饮去故利后反快，但饮去难尽，新饮复积，病复如故。人体感受风寒之邪后蛰伏体内，"风""寒"之邪损伤阳气，阳不化液，积而成饮，饮留肠胃。治疗当从祛除病因着手，其治宜辛宜散宜温，邪去则正复。

3. 燥邪致泻说

（1）**病发初冬，燥气为患**：秋分之后阳明燥金始行燥令，而此时太阴湿土之气未衰，阳明燥金之气甚微。至令末小雪左右，阳明燥金之气充盛，而太阳寒水之气甚微，燥易伤人。

（2）**燥由表入，由肺及胃**：喻昌《秋燥论》中云："燥气先伤上焦华盖。"雷少逸则在《时病论·秋燥》中说："燥气袭表，病在乎肺，入里病在肠胃。"

（3）**燥为阳邪，易伤阴液**：吴瑭在《温病条辨·补秋燥胜气论》中称"金为杀厉之气"，并引欧阳氏曰："商者伤也，主义主收，主刑主杀，其伤也，最速而暴。"

（4）**燥极而泽，病发泄泻**：本病乃燥邪侵袭，由肺循经下移胃肠。胃喜润恶燥，燥热伤胃安能受纳？气机紊乱，胃气上逆，故病初呕吐也。

（5）**燥非暑邪，性质有别**：一为湿热之邪壅滞脾胃，一为燥热之邪胁迫胃肠。脾为太阴，为湿土，喜燥恶湿；胃为阳明，为燥土，喜润恶燥。湿热致泻，其病在脾；燥热致泻，其病在胃。

（6）燥淫于内，治以苦酸：《素问·至真要大论》曰："燥淫于内，平以苦温，佐以甘辛，以苦下之。"新校正云："次云甘辛者，甘字疑当作酸。"根据秋季腹泻的临床特点，其病因是燥邪，按照《内经》治则立法，以苦泄之，以酸敛之。选用张仲景所创之名方葛根黄芩黄连汤，并加入乌梅、芍药等药。葛根解表清热，升发脾胃清阳，生津止渴止呕；黄芩、黄连苦寒清肠胃之热，燥肠胃之湿；乌梅、芍药、甘草酸甘敛阴止泻。

4.情志不遂致肠癖的发病机制及治疗探讨

肠癖是一种胃肠道功能紊乱性疾病，其发病机制尚不完全明了。现代研究认为，肠癖是一种典型的心身疾病，精神刺激及情志经常是促进本病发生、发作和恶化的主要因素。中医认为，情志不遂、饮食所伤、六淫之邪为本病的诱发因素，其中情志因素占主导地位。情志不遂，忧郁恼怒伤肝，肝失疏泄，肝郁气滞侮脾，脾失健运而致诸症。

（1）情志抑郁，气机不畅：七情是人的精神情志的变化，通常情况下它是人体生理活动的一部分，然而由于长期的精神刺激及突发的剧烈的精神创伤，超过了人体所能调节的范围就会引起脏腑功能失调。忧思恼怒，木郁不达，或忧思伤脾，致土虚木贼，肝失疏泄，气机不畅，脾胃运化失常，而成泄泻、便秘。治宜疏肝理气、健脾和胃，方用柴胡疏肝散加减。药用：柴胡、枳壳、香附、乌药、白芍、川芎、甘草、白术、路路通。腹胀甚加八月札、木蝴蝶；痛甚加九香虫、徐长卿；恶心呕吐加代赭石、旋覆花；中脘灼热加连翘、蒲公英；泛酸加浙贝母、煅瓦楞子；纳减加山楂、神曲；便秘加制大黄、首乌；大便不成形加山药、扁豆衣。

（2）情志抑郁，脾虚湿胜：人体消化系统在正常的情况下，脾的运化功能有赖于肝的疏泄，肝疏泄有度，则营养物质输布全身，残余的糟粕下传大肠，排出体外。若情志抑郁，或思虑过度，肝疏泄失常，脾运化失职，则水湿停滞，痰浊内生，与水谷精微并走大肠而成泄泻。治疗宜调畅气机，健脾燥湿。方用香砂六君子汤合左金丸加味。药用：党

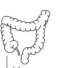

参、白术、茯苓、甘草、半夏、黄连、吴茱萸、木香、延胡索。胸满嗳气加桔梗、怀牛膝；湿热内滞去乌药、柏子仁，加苍术、薏苡仁、蒲公英；大便黏冻加凤尾草、马齿苋；里急后重加瓜蒌、薤白；夜寐不安加夜交藤、合欢皮。

（3）**情志不遂，肝郁侮脾：**肝禀春升之气，春木之胜，体喜柔和，用之条达，春气生而万物安，肝木条达则枢机调畅，外可温卫气司腠理，内能疏达脾土以助运化，下可调畅肠腑以助传导。治疗在于调和肝脾，疏肝和胃。方用痛泻要方合四逆散加味：白术、白芍、山药、山楂、神曲、防风、葛根、柴胡、枳壳、木香、扁豆衣、陈皮、炮姜。腹泻甚加煨诃子、乌梅；腹痛甚加郁金、延胡索。

（四）特殊类型泄泻

1. 晨泄刍议

（1）**命门火衰，天明水泄：**土赖火生，子丑五更之后，阳气未复，阴气极盛之时，若肾中阳气不足，命门火衰，可见黎明定时泄泻。肾泄者除晨泄主症外，尚有腹部作痛，肠鸣即泻，泻后则安，形寒肢冷，腰膝酸软，舌质淡、苔白，脉沉细等阳虚征象，治宜温肾健脾止泻，方用四神丸化裁。

（2）**脾虚湿盛，天明土泄：**元阳不足，则脾阳不振。脾主运化，脾胃虚弱，运化无权，水谷不化，清浊不分，湿浊内生。天明之时，阴气渐尽，阳气始生。因元阳亏虚，阳不应时，而在黎明定时泄泻。脾失健运，湿浊内生，治宜健脾益气、升阳助运。

（3）**肝郁木旺，天明木泄：**恚怒怫郁，肝气失于条达。黎明寅卯木旺之时，肝气升动，木来疏土，而在黎明定时泄泻，此即"土衰逢木，必遭倾陷"之意。木泄者，除晨泄主症外，尚有肠中漉漉，腹痛气撑作胀，嗳气食少，舌淡红、苔薄，脉弦等症，治宜抑肝扶脾，方选痛泻要方加减。

2. 关于泄泻的探讨

（1）**痛泄**：是指腹痛即泻，痛一阵、泻一阵的症状，是泄泻病的主要临床表现，也是泄泻病辨证论治的重要依据。

病因：凡泄泻之病，诸如湿热泄泻、寒湿泄泻，甚至脾肾阳虚泄泻等，也可出现痛泻，并非囿于食积胃肠和肝脾不调两个方面。因为无论寒湿、湿热之实泻，还是脾虚、肾虚之虚泻，均可使肠道积滞，气机不畅，出现欲便先痛、痛则泻下这一症状。

泻后是否痛减：泻后腹痛减轻，但对肝脾不调痛泻特点的认识是相左的，有的认为泻后腹痛减轻，凡痛泻者，泻后腹痛都会有不同程度的缓解，不可能有所加重。食积泄泻如此，肝脾不调的泄泻也如此，实证之泄泻亦如此，即使脾肾阳虚的五更泄，也同样是泻后痛止。因为泄泻病之腹痛，均由肠道积滞不畅所致，即所谓"不通则痛"，而排便后则积滞减轻，肠道气机稍畅，故每于泻后腹痛减轻，即所谓"通则不痛"。

（2）**五更泻形成机制**：关于肾虚发生五更泄的机制，有的认为，肝主疏泄，肾主闭藏，肝气旺于寅卯时，肝气萌动而肾虚无力闭藏固摄，就发生肠鸣、腹痛而泻。有的认为，五更之时，日出阳回，阴霾应即消散，但肾阳虚乃沉寒积冷，不能因天阳而即消除，故此时阴阳相搏而出现腹痛泄泻。五更泄不都是由肾虚所致，肾虚引起的泄泻也不可能都泻在五更，可以在白天，也可以在晚上。可见，仅凭泻在何时而作为泄泻病的辨证依据是不够的。

（3）**淡渗法**："淡能渗湿"，淡渗，就是用甘淡的药物利水渗湿，使水湿从小便排泄而治疗腹泻的一种治法。淡渗法所治的泄泻，其病位主要在小肠，其病机关键是湿盛。由于小肠泌别失职，水液不能渗入膀胱而偏渗于大肠，水反为湿，而成泄泻。从某种意义上讲，治湿就是治泻，而"治湿不利小便，非其治也"，盖利小便能实大便故也。具有利小便而实大便作用的药物有茯苓、猪苓、泽泻、薏苡仁、车前子、滑石等。车前子和茯苓两味药的作用最好。车前子甘寒，渗湿利尿，分

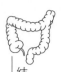

别清浊，为利小便而实大便最理想的药物，应作为首选。利小便的方剂如八正散、分清五淋丸等都用车前子。

3. 小肠疾病的病机

（1）**内外相召，湿邪为患**：诸邪之中，湿邪不但易于伤脾，而且易于伤小肠。如长夏深秋，多雨季节，气候潮湿，或感受雾露之邪，或久居潮湿，涉水淋雨，或水中作业，皆可感受外湿。湿邪留滞于小肠可使小肠的受盛化物、泌别清浊功能受影响而出现腹胀不适、肠鸣泄泻、头重肢倦等症。饮食失节，嗜食肥甘油腻之物，可壅塞肠道气机，进而聚湿生痰；或过食生冷，损伤小肠阳气，化生寒湿，亦可出现上述诸症，此为内湿。内湿和外湿常可互相影响，内湿存在时，往往容易感受外湿，如章虚谷所谓"湿土之邪，同气相召"也。小肠湿邪郁久，在病机上常可出现寒热变化。如素体虚寒，或过用寒凉，或感受寒湿之邪，则湿邪易于寒化，临床表现为寒湿征象，可致腹痛腹胀、肠鸣泄泻等症。如素来肠胃积热，或妄加温燥，则湿邪易于热化，在临床上表现为湿热征象，可致便秘溲赤、泄泻不爽、腹中胀满、肠鸣腹痛等症。

（2）**易实易虚，虚实相兼**：小肠功能一旦低下，则不能化生气血营养脏腑与周身，从而出现周身脏腑虚衰与气血不足证候。因此，小肠病变进一步发展，并不仅限于本腑，而多可波及他脏他腑。从实的一面来说，小肠可以移热于大肠，可以引动心火，可以病及膀胱；从虚的一面来看，小肠功能失调，可以导致脾气虚衰，甚至波及于肾。故小肠疾病易虚易实。同时，小肠疾病多出现虚实夹杂的病理变化，《重订严氏济生方》指出："夫泻痢两证，皆因肠胃先虚，虚则六淫得以外入，七情得以内伤，至于饮食不节，过食生冷，多饮寒浆，困扰肠胃，则成注下……"《张氏医通》认为："小肠气者，小肠经为病，小腹引睾丸连腰脊而痛，盖小肠虚则风冷乘间而入……"不仅在小肠本腑出现虚实夹杂的证候，而且小肠与其他脏器之间亦可出现虚实夹杂的证候。

（3）**或寒或热，寒热互见**：小肠热不仅可化燥，"燥热太甚而肠胃郁结"（《素问玄机原病式》），而且还可伤阴、伤血，"小肠热结则血脉燥"（《丹溪手镜》），并可波及他脏，"小肠热而心亦热"（《辨证奇闻》），"小肠热以传入大肠，两热相搏，则血溢而为瘕也"（《医学启源》）。肠寒亦为常见，历代医家论述颇多，《金匮要略》云："小肠有寒者，其人下重便血。"《金匮心典》注云："……下重，谓腹中重而下坠，小肠有寒者，能腐而不能化，故下重。"《千金要方》谓："小肠虚寒，……病苦颃际偏头痛，耳颊痛，名曰小肠虚寒也。小肠虚寒痛，下赤白，肠滑。"《素问·举痛论》曰："寒气客于肠胃之间，膜原之下，血不得散，小络急引故痛。"《医学启源》认为："小肠寒则下肿，……病气发则使人腰下重，食则窘迫而便难，是其候也。"《重订严氏济生方》指出："小肠虚冷，小便频多。"在病机转化方面，小肠寒证可郁而化热，即《张氏医通》所谓："寒邪积聚于小肠，总郁化而为热。"寒邪内积于小肠，亦可进一步损伤脾阳或肾阳，如刘完素说："俗言寒热相兼，其说犹误。"

（4）**可急可缓，病情缠绵**：小肠疾病的发病，可急可缓。急者诸如霍乱、急性腹痛及小肠痈等，其发病多很突然，且有的病情相当急重。

4. 五更泄泻非皆阳虚论

（1）**肝郁脾虚**：中医理论认为，脾主运化，赖肝之疏泄。《血证论》云："木之性主疏泄，食气入胃，全赖肝木之气疏泄之，而水谷乃化。设肝之清阳不升，则不能疏泄水谷，渗泻中满之症在所不免。"脾气素虚，或有食滞，复因恚怒怫郁，肝气失于疏泄，黎明寅卯木旺之时，少阳之气萌动，阴气衰少而不能守，阳气始发而不能固，木乘土位，谷气下流而发为泄泻。

（2）**脾虚湿盛**：脾主运化水湿，脾虚失运，可造成湿盛，而湿盛又可影响脾的运化，两者相互影响，互为因果，故脾虚湿盛是导致泄泻的重要原因。脾失健运，水湿内停，湿为阴邪，阻遏阳气，黎明之前是阴盛极而阳将升发萌动之际，阳气被遏不胜阴，水湿下趋大肠而作泻。

（3）**瘀阻肠络**：瘀血阻滞肠络，气机不利，津行受阻，则化为水，每于黎明之时与粪杂下作泻。

（4）**寒积内结**：脾胃素虚，又过食生冷，重伤太阴，日积月累，则脾阳被遏，阴寒水冷结于内，常于夜间阴主时作祟，至黎明阴气盛极、阳气欲升之时，下流大肠，发为泄泻。

（5）**食积伤脾**：暴饮暴食，劳损脾胃，脾失健运，食积于内，阻滞气机，故腹胀痛，至晨起清阳欲升、浊阴下降之时，积食与糟粕并走于下，急泻而出，泻后胀痛得减。

（6）**酒积酿热**：素嗜饮酒，败伤胃肠，酿生湿热，下注大肠，湿性属阴，热乃阳邪，寅卯之时，阴盛阳升，湿更猖獗，热亦随之，阴阳相搏，气机逆乱，腹中作痛，大肠传导失司，则发为泄泻。

三、古医籍中肠癖的治疗方法

（一）辨证治疗

1. 中医辨证治疗泄泻

中医学认为泄泻证病因多端，凡六淫外感，思虑、惊恐、饮食不节、劳倦久病、寒湿等，皆为本病诱发、加重、发展的因素。历代著名医家对泄泻证均有阐述。《三因极一病证方论》云："喜则散、怒则激、忧则聚、惊则动，脏气隔绝，精神夺散，以致溏泄。"《景岳全书》云："凡遇怒气，便作泄泻者，必先怒时挟食，致伤脾胃，故但有所犯，即随触而发，此肝脾二脏之病也；盖以肝木克土，脾气受伤而然"；又云："饮食失节，起居不时，以致脾胃受伤，则水反为湿，谷反为滞，精化之气不能输化，乃至合污下降而泻利作矣。"《明医杂著》云："元气虚弱，饮食难化，食多则腹内不和，疼痛，泄泻……"尽管历代医家所论各有偏重，但均对泄泻病机与证治做了有益的探索。随着历史的发展，对本病的认识不断充实提高，认为本病由于内伤情志，外感六淫，调养不当，或禀赋不足等原因，导致肝气郁滞，疏泄不利，肝脾不和，脾胃运化无权，升降失调，湿浊阻滞，肠道气机不畅，传导失司而发病。病位在肠，与脾、胃、肝、肾关系密切。病机变化在早期多数属于实证，以肝郁气滞或湿浊阻滞为主；随着病情发展，肝气

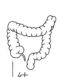

乘脾，脾虚失运而为虚实夹杂，或寒湿内蕴化热而为寒热夹杂证，病程迁延日久，气血化源不足，肾气失充则为虚证。经过数年的临床观察，临证所见泄泻的病情复杂，病机多变，对于泄泻的中医治疗，辨证论治较一方统治更能切合临床实际，更能取得满意效果。中医将本病分为肝气乘脾型、脾胃虚弱型、寒热夹杂型三个证型治疗，通过抑肝扶脾、健脾益气、平调寒热，达到肝疏脾健目的，故能较快改善症状。

2. 辨证分型治疗泄泻

（1）**脾湿泻**：多见于急性腹泻，症见泻下清稀，甚则如水样，小便短少，腹痛肠鸣，脘闷纳少，口淡不渴，但无里急后重和脓血便，舌苔白或白腻，脉濡或细。主要用分利法，治以健脾利湿止泻，方用胃苓汤加减：苍术、茯苓、苡仁、车前子各20g，厚朴、山药、泽泻各15g，陈皮、半夏、炒白术、豆蔻、炙甘草各10g。若兼有表邪，恶寒头痛，肢体困重，骨节酸楚，脉浮者加藿香、白芷、防风、葛根、神曲等；腹痛者加川楝子、延胡索。

（2）**湿热泻**：症见腹痛即泻，泻下急迫，或泻而不爽，大便时有肛门灼热感，粪色深黄而臭，小便黄赤短少，舌质红、舌苔黄腻，脉数或滑数。治以清热化湿，方用葛根芩连汤合六一散化裁：葛根30g，滑石、茯苓各20g，泽泻、猪苓各15g，黄连、黄芩、桔梗、木香、藿香、白头翁、甘草各10g。

（3）**伤食泻**：见于肠道内有陈旧性未消化或未排干净的食物、积滞或粪块。症见腹痛肠鸣，泻下粪便臭如败卵，泻后痛减，或泻而不畅，大便常混杂不消化食物，脘腹痞闷，嗳腐恶食，舌苔厚腻或垢浊，脉滑。治宜消食化滞、和中止泻，方用二陈汤合平胃散化裁：厚朴、茯苓各20g，苍术、半夏各15g，莱菔子、陈皮、枳实、连翘、焦三仙、鸡内金、甘草各10g。

（4）**痛泻**：也称"肝泻"，症见肠鸣腹痛，泄泻发作与情绪波动有关，每于抑郁、恼怒或精神紧张之时即发作，腹痛即泻，泻后痛减，嗳气频作，平素可见胸胁胀满，嗳气食少，舌质淡红、舌苔白，脉弦。

治以疏肝健脾止泻，方选痛泻要方或柴芍六君子汤加减：茯苓20g，炒白术、半夏、芍药各15g，柴胡、陈皮、延胡索、香附、川芎、甘草各10g。

（5）脾虚泻：症见大便时溏时泻，反复发作，病程较长，稍有饮食不慎或多进食油腻食物后大便次数即增多，并夹杂未消化食物或带黏液，饮食减少或纳后脘闷，腹胀不舒，或脘腹隐隐冷痛，面色萎黄无华，肢体倦怠乏力，舌淡苔白，脉缓而弱，治宜健脾止泻，方选香砂六君子汤化裁：茯苓20g，太子参、炒白术、山药各15g，砂仁、半夏、陈皮、甘草各10g，木香、炮姜各5g。兼气虚下陷者加补中汤；阳虚中寒者加理中汤；兼夹寒热者加连理汤。

（6）阳虚泄泻：见于"五更泻"（又称"鸡鸣泻"），症见病程日久，大便溏泄或大便清稀，泄泻多发生在黎明前后，先是脐下隐痛，继则肠鸣而泻，完谷不化，泻后则安，腹部喜暖，时或作胀，食欲减退，伴有腰膝酸软，形寒畏冷，舌质淡，舌苔白，脉沉细。治宜温补脾肾、固涩止泻，方选理中汤合四神丸：薏苡仁、茯苓各20g，党参、补骨脂、炒白术各15g，干姜、台乌、五味子、豆蔻霜各10g，肉桂、吴茱萸各5g。久病阳虚甚者加附子；久泻不禁者加赤石脂、炙诃子、炙乌梅。

3.辨证治疗久泻

（1）证属脾肾阳虚，脾失运化，治宜健脾温肾助阳：药用干姜5g，太子参15g，生黄芪30g，薏苡仁20g，补骨脂10g，五味子5g，肉豆蔻5g。

按《景岳全书·泄泻》云："肾为胃关，开窍于二阴，所以二阴之开闭，皆肾脏之所主，今肾中阳气不足，则命门火衰……阴气盛极之时，即令洞泄不止。"脾主运化，为升降出入的枢纽，故阳气不足，脾失温煦，均可导致泄泻，表现为脾肾阳虚之证，出现大便溏薄，以晨起为重，日1～4次，腹隐痛，稍进油腻则便次增多，畏寒，腰酸，小溲清长，舌淡苔白，脉沉细。此类患者常从脾肾论治，以温补脾肾为法，方以理中汤合四神丸加减，疗效颇佳。

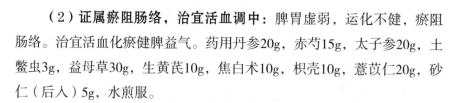

（2）证属瘀阻肠络，治宜活血调中：脾胃虚弱，运化不健，瘀阻肠络。治宜活血化瘀健脾益气。药用丹参20g，赤芍15g，太子参20g，土鳖虫3g，益母草30g，生黄芪10g，焦白术10g，枳壳10g，薏苡仁20g，砂仁（后入）5g，水煎服。

《难经·八难》云："气者，人之根本也。"气对脏腑经络等组织器官的生理活动，血的生成和运行，均起着推动作用，故曰"气为血之帅"。如果气的推动作用减弱，可致脏腑生理活动减弱，产生瘀血停滞之病症。而气的生成过程中，脾胃的运化功能极为重要，如长期运化失权，可致气的功能减退，无以推动血液运行而产生瘀证。临床上常见一部分患者大便次数增多，迁延不愈，腹部隐痛如针刺，伴里急后重，头昏乏力，舌淡红或有瘀点，苔薄稍腻。此类患者常围绕"瘀血"治疗，以活血化瘀、健脾益气为法，常能收效。

4. 泄泻辨证一例

《难经·五十七难》曰："大瘕泄者，里急后重，数之圊而不能便……"从患者饮食视之，胃脘无病，因积滞在肠下端，肠道冗长下垂而变形，肠腔为细长，故见大便形状变细，兼有冗长部位明显压痛，冗长迁曲，传导失常而见似痢非痢。泄泻与便秘相间，似泻非泻，里急后重，数至圊而不能便，乃积滞所阻而胀，是为气机不畅。四诊合参，辨证论治，病属肝气郁结，疏泄失常，肝克脾土，湿邪阻于下焦。脉弦缓，弦为肝脉，缓为病久正气虚之兆。尾骨疼痛，前阴有时胀痛，肝脉过阴部与任督二脉相贯，二阴俱属肝脉任督行过之地，其病理可通。辨证：肝气郁结，气虚腑陷，疏泄失常。治则：疏肝解郁，升阳提腑，通阳化气。方剂：逍遥散、补中益气汤、五苓散组合加减：炙甘草、当归、枳实、木香、乌药、小茴香、泽泻各10g，人参3g，炙黄芪20g，白芍、茯苓、白术、柴胡、陈皮各15g，鹿角霜12g。

患者大便不爽乃肝气郁滞，条达失常；里急后重，蹲厕则舒为中气不足；气虚无力托附，肠腑下冗，滞于耻骨上，肠道必然变形而狭窄，故便形变细如竹筷。冗降部位隐隐作痛，肠腑下陷，通畅不利为发病之标；肝气郁滞，失于条达为发病之本。用补中益气汤升阳，逍遥散疏肝解郁、健脾养血而治本，五苓散通阳化气以分利之。三方化裁，标本同治，药到病除。

5. 痢疾辨证四法

（1）**调理气血，通因通用**：本病初期多由饮食不节或不洁，损伤肠胃，致肠胃气血凝结，挟糟粕积滞，进入大肠，倾刮脂液，化脓血下，故症见腹痛、里急后重、大便溏泄带黏液或脓血便。此时治疗宜通因通用，调理气血为主，选用木香疏通肠道之气滞，炒白芍缓急止痛，当归养血调营，并可酌加少量枳实、槟榔导滞理气，使积滞腐败排出肠道，给病邪以出路。正如刘河间提出的"调气则后重自除，行血则便脓自愈"。

（2）**寒温并用，辛开苦降**：本病慢性久发，肠道湿热之邪未清，然久泄则有伤阳伤阴之变，且患者多腹痛肠鸣，为寒盛气机逆乱之候，此时若用附子、干姜，则易助热炽盛，故多选用炮姜配伍黄连，寒温并用，辛开苦降，使肠道气滞得以畅通。炮姜涩肠止泻，守而不走；黄连清热泻火、燥湿解毒，两者合用效果良好。然须注意两药配伍剂量，一般黄连、炮姜各用10g，若热多寒少，可重用黄连；相反寒多热少，则重用炮姜。

（3）**酸敛炭涩，固脱止泻**：慢性久痢，泻下不止，此时宜用收涩之品。但肠道之余邪不清，使用诃子可致留邪于内，使病情缠绵不愈，故主张用酸敛炭剂，既可起到收敛之作用，又不会涩滞留邪，如焦山楂或山楂炭、槐花炭、地榆炭、荆芥炭等皆可选用。焦山楂既有酸敛之功，又具消积之用，更能活血消脂。若湿热之邪留滞，患者表现为便前腹痛、大便黏滞不爽，在应用木香、白芍的同时选槐花炭；下痢赤多者，用地榆炭；泄泻量多，带有泡沫者，使用荆芥炭；脾肾阳虚，滑泄不尽者，加补骨脂、赤石脂等。辨证用药，方可获效。

（4）**健脾化湿，贯穿始终**：本病初期多湿热积滞，表现为"痢疾"，但反复发作，以"泄泻"见症居多。泄泻之本无不由于脾，泄泻之标多由湿邪所致，故健脾化湿是根本大法，宜贯穿于整个治疗过程。用党参、白术、山药、茯苓、薏苡仁等，其中白术、山药多宜炒用。大

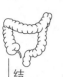

便溏薄者重用薏苡仁；腹胀不舒者，可加肉豆蔻、白扁豆，并可配合陈皮、木香、乌药以运气机，配焦三仙、鸡内金以助消化。正如《内经》曰："仓廪不藏者，是门户不要也。"补脾化湿使清阳得升，门户得要，泄泻得止。

6.慢性泄泻病机论治

（1）**寒湿瘀滞肠系络脉，渐入血分**。治宜通因通用，拟用少腹逐瘀汤加减。处方：小茴香6g，干姜6g，前胡6g，制没药6g，当归9g，附子6g，川芎6g，官桂3g，赤芍、白芍各6g，蒲黄9g，五灵脂6g，半夏6g，薏苡仁9g，甘草6g，大枣6枚。

《医林改错》曰："泻肚日久百方无效，是瘀血过多。"患者舌暗脉涩，泻则痛于少腹，故用少腹逐瘀汤通因通用，竟获立竿见影之效。可见活血化瘀亦为治慢性腹泻之法也。

（2）**伏邪阻滞，停留络脉，到了一定季节即发病**。应遵循仲景《金匮要略》："下利已差，至其年、月、日时复发者，以病不尽故也，当下之。"方用温脾汤加减。处方：大黄（后下）12g，附子9g，干姜6g，厚朴15g，白芍15g，红花30g，甘草6g。

本病病因主要是伏邪未能根除，因气候影响而发病。发作时用轻剂温下法治疗，兼以通络脉，祛除隐伏在内的邪气，疾病则愈。

（3）**脾肾虚寒、心肾不足之证**。治宜健脾补肾，重加助阳养心之品，方用参茸汤加减。处方：人参6g，鹿茸（冲服）1.5g，炒茴香6g，菟丝子10g，当归15g，山茱萸12g，益智仁9g，附子6g，杜仲15g，炒酸枣仁30g，薏苡仁12g，茯苓12g，升麻9g，甘草6g。

张景岳云："泄泻不愈，必自太阴传入少阴。"本病由于久泻年长，寒湿日侵，以致脾阳消乏，肾阳亦惫，渐至损及奇经八脉，精血不足，心神失养。《温病条辨》71条云："痢久阴阳两伤，少腹肛坠，腰胯脊髀酸痛，由脏腑伤及奇经，参茸汤主之。"故治疗上着重采用辛、甘、温法，固本养心，调补任督二脉。

治疗慢性腹泻应注意：①根据腹泻的证型不同，临床表现各异，辨证应紧紧围绕疾病机制变化，从分析兼症着手，掌握主症本质特征，辨证求因，审因论治。②虚实真假之辨是辨证论治的关键，应该透过现象看本质。③久病腹泻必然导致脏腑功能失调，产生久病必虚、久病本虚标实、久病入络入血等转归。④重视舌诊、脉象变化。⑤吸取各家学说，借鉴他人治疗经验，同病异治、异病同治、舍证从脉、舍脉从证，灵活变通，不可拘泥一方一论。⑥久病腹泻治疗要着眼于脾肾，治本固源。⑦久病病情缠绵难愈，治疗时要尽量守方，一旦对症有效，不可轻易变更。总之，对于慢性腹泻的治疗，从整体出发，灵活掌握辨证论治，最终可获满意疗效。

7. 慢性泄泻辨证治疗

泄泻是指排便次数多于平日，粪便稀薄、水分增加或含有未消化的食物或脓血，常伴有排便急迫感、肛周不适、失禁等症状。而慢性泄泻是指病程在2个月以上的腹泻或间歇期在2~4周的复发性腹泻。中医治疗慢性腹泻有独到之处，效如桴鼓。

（1）**辨证要点**："泄泻"根据其成因有湿、气虚、火、痰、食积、寒、脾泄、肾泄、土败木贼之别，《寿世保元》对其辨证要点进行了高度概括："凡泄水腹不痛者湿也；饮食入胃不住，完谷不化者气虚也；腹痛泻水如热汤，痛一阵，泻一阵者火也；或泻或不泻，或多或少者痰也；腹痛甚而泄泻，泻后痛减者食积也；肚腹痛，四肢冷者寒也；常常泄泻者脾泄也；五更泻者肾泄也；……"

（2）**分型论治：**

寒湿型：症见大便稀如水状，日数行或十数行，常伴脘腹痞闷，纳呆，腹痛肠鸣，肢体倦怠，尿少，舌苔白厚黏腻，脉濡缓。治法为健脾温中燥湿、淡渗分利，以胃苓汤合八柱散（人参、白术、肉豆蔻、干姜、诃子、制附子、粟壳、炙甘草）主之。

湿热型：症见泄泻腹痛，泻水如热汤，痛一阵，泻一阵，泻后不爽，粪色黄褐而臭，肛门灼热，烦热口渴，小便短少，舌苔黄腻，脉濡数。治法为清热利湿，以葛根芩连汤合四苓散主之。

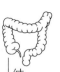
食积型：症见腹胀痛，泻下之物不消化，臭如败卵，泻后痛减，伴脘腹痞满，嗳腐酸臭，不思饮食，舌苔垢浊厚腻、脉滑。治法为消食导滞，方以香砂平胃散合保和丸主之。

脾泄（合气虚）型：症见大便溏薄，饮食入胃不住，完谷不化，食少，脘腹痞胀不舒，腹不痛，肢倦乏力，舌淡苔白，脉细弱无力。治法为益气健脾，升清止泻。方用益气健脾汤合参苓白术散主之。

肾泄型：症见五更时分，有腹痛肠鸣—泄泻—泻后安三部曲，伴形寒肢冷，腰膝酸软，舌淡苔白，脉沉细。治法为温肾健脾，固涩止泻。方用四神丸主之。

土败木贼型：症见平时胸胁胀闷，嗳气食少，每因抑郁恼怒或情绪紧张之时，发生腹痛泄泻，舌淡红，脉弦。治法为扶脾抑肝。方用痛泻要方主之。

慢性泄泻，有寒有热，有虚有实，一般而论，由外邪侵袭或饮食所伤而致的十之一二；而急性腹泻失治误治，腹泻日久或反复发作，耗伤正气属虚者十之八九。临床有因实致虚者，有因虚致实者，有虚实夹杂者，宜仔细辨之，求本治之。腹泻初起，不可骤用补涩，以免闭门留寇；久泻不止，不可分利太过，以免重伤阴液。此外，在治疗的同时，应注意饮食，避免生冷，禁食荤腥油腻等物。正如古人云："如能审明药剂之轻重，辨别邪气之浅深，对症投汤，不为效者未之有也。"

8. 慢性泄泻分型治疗

（1）清化湿浊，当知升清：慢性泄泻患者或因外邪，或由内伤，脾胃受损，湿浊停滞，影响中气斡旋，清阳该升不升，浊阴应降未降，脾胃受纳失职，肠腑运化无权，失去其升清降浊的功能，水湿精微夹杂而下，发为泄泻。泄泻日久，湿困脾阳，或中气下陷，则清气愈不能升，湿浊更为顽固，治疗上专重化湿，显然难取速效。"清气在下，则生飧泄"（《素问·阴阳应象大论》），久泻之病变不能只责湿浊为患，清气不升乃是其重要的病理变化。清升而后浊降，治疗本病，在清化湿浊的同时，必须考虑提升清阳，清者升，浊者降，清浊分明，肠道和顺，泄泻当止。清浊升降失调的患者，常见大便溏薄，或黏腻不爽，或肠鸣下坠，或夹有白冻，其主要伴随症状是头晕，目眩，头胀或痛，甚则头如布裹。治拟清化湿浊、升清调中，可用清震汤合藿香正气散加减。

清震汤是金代医家刘河间方（《素问病机气宜保命集》），原为治外感症"雷头风"所设，药由升麻、苍术、鲜荷叶组成。方中升麻升清降浊，苍术清化湿浊，荷叶益气扶脾。全方升清阳，化湿浊，和中气，对治疗湿浊不降、清气下注之慢性泄泻，疗效肯定。若无鲜荷叶，可加用白术、葛根之类。

（2）健运脾土，更宜疏导：泄泻总属脾虚，中焦虚弱，脾失健运，传化失权，清浊不分，混杂而下，是泄泻的病机关键，慢性泄泻更是脾虚所致。饮食所伤是其祸首，李杲指出："苟饮食失节，寒温不适，则脾胃乃伤。"（《内外伤辨惑论》）脾胃伤则泄泻作，张介宾说："脾胃受伤，则水反为湿，谷反为滞，精华之气不能输化，乃致合污下降，而泻痢作矣"，且"脾弱者因虚所以易泻，因泻所以愈虚"（《景岳全书》），认为久泻反过来又导致脾虚。本病患者，询其病史，多有饮食失调诱因，或过食暴饮，或食无定时，或饮食不洁、生硬、冷冻之品，食伤脾胃，积滞于中，而下泄于肠腑。久泻脾虚，运化无力，稍有饮食不慎，即成为中州积滞。脾失健运，除内生湿浊外，最为多见的是食滞积停，症见大便稀溏、次数不等，完谷不化，或夹黏液，或泻物酸臭，有时腹部隐痛，胃脘饱胀，纳食不馨，面色萎黄，肢倦乏力等。临床单纯补虚培土，则食积不去，邪浊不尽，隐伏肠曲，拖延时日。明代医家戴原礼认为"下痢，脉滑而数者，有宿食也，当下之，下利已差，至其时复发者，此为下未尽"（《丹溪医论》），并指出治宜"消导疏涤之"（《金匮钩玄》）。笔者临证亦体会到，隔年及胃病后期腹泻，往往有食积的因素。脾胃虚弱，既有积滞，应当去积导滞。李中梓主张用疏利法，"痰凝气滞，食积水停，皆令人泻，随证祛逐，勿使稽留"（《医宗必读》）。对于脾虚食滞之久泻患者，治应健运脾土，巧佐疏导，甚至以疏导为主，先求积去滞通，胃肠安和，宜用

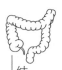

健脾丸或资生丸化裁。

久泻脾虚，食滞积停，治拟疏导，而不用攻逐消散，意在疏达导通，补不留滞，攻不伤正，以和缓之力，祛其积弊，正所谓"轻可去实"，避免犯"虚虚实实"之戒。疏达用药，可用紫苏梗、大腹皮、炒枳壳三味，以宽中行气；导通用药，则选焦三仙，或保和丸包煎，以消食导滞。疏导之法以通为补，缓中见功，实乃止泻良策。

（3）温壮阳气，勿泥实象：对于慢性泄泻的病机认识，前人有"久泻无火"之说，临床所见，确有不少久泻患者的根本病理变化是阳气虚衰，其中尤以脾阳虚弱和肾阳不足最为多见，或以脾虚为主，或以肾亏为显，多数情况是上述两种病理改变并存，造成脾肾阳虚。脾为后天之本，肾为先天之本，脾之化生精微需要肾阳温煦，肾中精气亦需要脾气充养，两者在生理上相互促进，在病理上互为因果。有的患者因房劳不节，或高年体衰，或他病既久，直接表现为肾阳不足，釜底无薪，火不暖土，不能温煦脾阳，而下利清谷。更多的患者是久泻脾虚，寒从中生，阴寒下沉，伤及肾阳，而肾为胃关，司开合，主前阴后阴，若肾阳不足，命火式微，肠失温养，关门不固，则泄泻不止。病久必虚，泄泻为患，起病多先感受外邪，湿热交阻，或情志不遂，肝郁化火，用药苦寒清利，太过则阻遏阳气；泄泻初期或发作之时，邪毒败胃，易致阳气虚弱，阴寒内盛，而脾肾阳虚，气化失权，内生湿浊，甚则郁久化热。久泻患者舌苔表现为厚腻或薄黄，并非一定是湿浊或湿热实证，即使湿象明显，也是内生之邪，因虚生湿，其根本病机是阳气虚弱。治疗若着重清化湿热，往往收效不显，此时如能舍标求本，直取本源，温壮阳气，则路循正道。阳气虚弱之慢性泄泻，常伴有形寒肢冷，神疲乏力，眩晕耳鸣，腰腹冷痛，肠鸣阵作，足跟疼痛，双膝酸软，小便清长，阳痿不育，带下清稀，舌质淡滑或胖大边有齿痕，脉细沉等临床表现。治拟温壮阳气，补益脾肾，可用四神丸合理中丸或二仙汤增损。

诊治久治不愈的慢性泄泻患者，应特别注意其有无阳虚之象，经多年摸索，凡见畏寒怕冷，晨起腹泻，腰腹冷痛，肢软乏力，足跟痛，夜尿频多，阳痿早泄，舌淡胖者，只要具备上述症状两种以上，即可诊为肾阳不足，即使有苔黄或厚腻等湿盛实象，也宜立法温补，不必拘泥。阳气壮大，内湿自消。当然识证要慎思明辨，立法应治病求本，温壮阳气之法一旦确立，就勿虑湿热标象，大胆施以辛热壮阳，并坚持服药。在大队温补药味中，黄连一味，一取黄连燥湿厚肠，二防姜桂辛热伤阴，具有较好的调和之功。

9. 泄泻的辨证施护

泄泻一病，《内经》以"泄"称之，汉唐方书包括在"下利"之内，唐宋以后才统称为"泄泻"，其中"泄"与"泻"含义有区别：泄者，漏泄之意，大便稀薄，时作时止，痛势较缓；泻者，倾泻之意，大便直下，如水倾注，病势较急，然而两者虽有缓急之别，临床所见往往难以截然分开，故称之为"泄泻"。

（1）病因病机：泄泻主要病变部位在胃（脾）、大小肠，因胃主受纳，脾主运化，小肠分清化浊，大肠主传导。但因其他脏器的病变、生克关系失调亦可导致泄泻。中医学认为，其致病原因有感受外邪、饮食所伤、七情干扰、脾胃虚弱、脾肾阳虚等，导致"湿"胜，出现腹泻；或多种原因的作用，但脾胃功能障碍是主要的。

感受外邪：六淫伤人导致脾胃失调都可发生泄泻，但以"湿"邪最为重要。"湿多成五泄"，是指湿侵于脾，脾失健运，不能渗化及分清泌浊水谷并入大肠而成泄泻；湿邪致病多兼夹其他病邪，如雨湿过多或坐卧湿地，或汗出入水则寒湿内侵，困遏脾阳，清浊不分而致泻；如长夏兼暑（热），壅遏中焦，湿热下注大肠。风、寒、暑、湿、燥、火都可以引起泄泻，但仍多与湿邪有关。

饮食所伤：饮食过量，宿食内停；进食不洁，损伤脾胃；肥甘厚味，呆胃滞脾；脾胃受戕，水谷不化精微，反成痰浊，凡此均使脾胃运化失健，水谷停为食滞。损伤脾胃，阻碍中州，升降失调，传导失职均可发生泄泻。说明伤于饮食，是导致泄泻的一个重要原因，然饮食致泄泻，亦不离于湿，有寒热之分，如恣啖生冷，寒食交阻，成寒湿之证；若伤于炙煿肥甘，则湿热内蕴，遂成湿热之证。

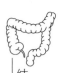

　　情志失调：凡忧思恼怒，木郁不达，肝气横逆乘脾，脾胃受制，运化失常，而成泄泻；或忧思伤脾，致土虚木乘亦可致泄泻；或素有脾虚湿胜，或逢怒时进食，更易成泄泻。说明情志失调，肝郁乘脾，在泄泻发病中，亦甚为重要。

　　脾胃虚弱：胃主受纳，脾主运化，一降一升，主宰消化吸收，若先天禀赋不足或后天饮食失调，劳倦内伤，久病缠绵均可导致脾胃虚弱，或中阳不健，或中气下陷，不能受纳水谷和运化精微，水谷停滞，清浊不分，混杂而下，遂成泄泻。

　　肾阳虚衰：久病及肾，或年老体衰，肾之阳气不足，肾阳虚衰，命火不足，不能助脾胃以腐熟水谷，则水谷不化而为泄泻。盖肾主大小二便，又司开阖。大便之能开能闭者，肾操权也。今肾既虚衰，则命门火熄，火熄则水独治，令人多水泻不止。故久泻与肾的关系十分密切。总之，本病病因与风、寒、湿、热、暑邪及情志失调、饮食不节及脏腑病变等因素有关；外邪（尤为湿邪）侵犯，饮食遏伤脾胃，或肝气乘脾，肾不暖土致脾胃运化失职，湿浊内生而酿成本病。本病初起以实证为主，多表现为湿浊内蕴之候，病久则由实转虚，或脾虚、肾虚，或虚实兼杂。本病病位在脾、胃、肠，还与肝、肾相关，基本病机为湿浊内蕴，脾、胃、肠的运化功能失常。

　　（2）辨证施护：

　　脾胃虚弱：①保持室内清洁，定时通风，按时消毒。脾胃虚弱者，宜住向阳病室，注意避风。②严重泄泻应卧床休息，恢复期应适当活动，具有传染性者，应做好床旁隔离。③加强肛周皮肤护理，体弱及老年患者应注意皮肤护理，防止褥疮发生。④观察大小便性状、次数、颜色、气味，有无里急后重，观察体温、脉搏、呼吸、血压及舌苔、脉象、尿量和皮肤弹性，必要时留大便标本送检。发现异常及时报告医生予以处理。⑤遵医嘱针刺足三里、天枢、中脘，并隔姜灸神阙穴。⑥泻痢口渴，给乌梅煎汤代茶饮。⑦中药汤剂一般温服，注意药物疗效和不良反应。⑧饮食以清淡、少渣、易消化、有营养或流质或半流质为宜，忌油腻、生冷、辛辣和不洁饮食，治宜健脾和胃、渗湿止泻。⑨做好卫生宣教及健康指导，平时加强锻炼，以恢复脾胃功能。

肝郁脾虚：①保持病室内空气新鲜，避免直吹风，定期消毒，脾虚宜住向阳病室。②加强情志调护，对久泻或因情志不畅而泻者要做耐心说服疏导工作。③严重腹泻者应卧床休息，病情稳定后可适当活动，感染性腹泻要做好消毒隔离工作。④加强肛周皮肤护理，对久病体弱及老年人要防止褥疮发生。⑤密切观察体温、脉搏、呼吸、血压及舌苔、脉象、尿量等，必要时留取大便标本送检。⑥饮食宜进清淡、少渣、易消化、营养丰富的食物，忌油腻、生冷、辛辣和不洁食物。⑦中药汤剂宜温服，腹泻严重，消化不良时，宜少量频服。⑧针刺足三里、天枢、中脘等穴，可达到疏肝和胃、健脾止泻之功。⑨做好卫生宣教和康复指导，嘱患者注意饮食卫生和饮食规律，保持良好的心理状态，加强锻炼，使脾胃健、肝气舒则泻可止。

脾肾阳虚：①保持室内空气新鲜，宜居住向阳房间，注意避风，温湿度要适宜。②加强情志调护，消除思想顾虑，对病情顽固难愈者应多加疏导，让患者心情舒畅，以利于恢复。③腹泻严重者应加强肛周皮肤护理。④观察大便性状、颜色、气味，有脱水征象应注意观察生命体征及舌苔、脉象的变化。⑤泄泻、腹痛可针刺足三里、天枢、中脘，也可隔姜灸神阙穴，隔日1次，以温阳祛寒，并注意保暖。⑥中药汤剂一般温服，若患者能耐受，可热服，服后观察疗效和反应。⑦给予清淡、易消化、营养丰富的饮食，可选用有健脾益气温阳作用的食物，如山药、扁豆、大枣、薏苡仁等做粥食用。⑧做好出院患者的宣传教育工作。平时注意饮食规律及适当加强锻炼，以提高机体抗病能力，恢复脾胃功能，使腹泻早日痊愈。

（二）脏腑辨证

1. 辨象治疗泄泻

四象医学将人分为四类：即太阳人、太阴人、少阴人、少阳人。"太少阴阳人，以今时目见，一县万人数大略论之，则太阴人五千人也；少阳人三千人也；少阴人二千人也。太阳人数绝少，一县中或三四人，十余人而也"。太阳人（过于偏阳的人）形貌：容貌方圆，有果断气，龙之性；脏腑：肺大肝小；性情：有暴怒深衰，欲进而不欲退；病证：外感腰脊病，内触小肠病。太阴人（过于偏阴的人）形貌：肌肉坚实，修整正大，牛之性；脏腑：肺小肝大；性情：有浪乐深喜、欲静而不欲动；病证：胃脘受寒表寒病，肝受热里热病。少阴人（少偏于阴之人）形貌：肌肉浮软，简易小巧，驴之性；脏腑：脾小肾大；性情：有浪喜深乐，欲处而不欲出；病证：肾受热表热病，胃受寒里寒病。少阳人（少偏于阳之人）形貌：唇颌浅薄，有剽锐气，马之性；脏腑：脾大肾小；性情：有暴衰深怒、欲举而不欲措。病证：脾受寒表寒病，胃受热里热病。

少阳人用五苓散：泽泻15g，赤茯苓15g，猪苓15g，白术15g，肉桂10g。

少阴人用官桂附子理中汤：人参15g，白术20g，炮干姜10g，官桂10g，白芍15g，陈皮15g，炙甘草5g，炮附子7.5g。

太阴人用调胃汤加减：薏苡仁25g，五味子10g，麦冬15g，石菖蒲15g，桔梗15g，麻黄10g，葛根15g，黄芩15g。

四象医学根据人的不同体质（体貌、性情、易感病等）把人分成太阳人、太阴人、少阳人、少阴人等4种不同象（类型）。再按照不同的象"因象施治"。《四象金匮秘方》曰："人而有病，千而千不同，万而万不同。以同药用同病，或中或不中，以其人之四象不同耳。"四象治疗首先要辨人象之阴阳，脏之大小，而后用符合其象之药。二阳人本因偏阳、上实（肺大）而多热，故不能用升浮温热之剂；须用寒凉药物，否则火上加油，就会产生面热头痛、耳鸣、发疹等不良反应。二阴人，本因偏阴、下实（肾大）而多寒，如用沉降寒凉药物则身更寒。从药物归经看，太阴人肝大肺小，当用补肺的归肺药；少阳人肾小脾大，当用归肾药；少阴人脾小肾大，当用归脾药。为此，根据每类人的特点，运用不同的药物治疗相同的疾病。运用五苓散治疗太阴人之泄泻；官桂附子理中汤治疗少阴人之泄泻；调胃汤加减治疗少阳人之泄泻，均取得了良好的治疗效果。从发病情况看，少阴人患泄泻者较其他类型人要多得多，这也进一步证实了四象医学中少阴人病证为"胃受寒里寒病"的特点。

2. 从肝论治慢性腹泻

腹泻中医称为泄泻，主要责之于湿盛与脾胃功能失调，治疗以运脾化湿为基本原则，更认为"浅者在脾、深者在肾"，主张温肾健脾为治。从肝论治慢性腹泻亦是基本大法之一。叶天士在《临证指南医案》中认为久患泄泻是"阳明胃土已虚、厥阴肝风振动"，创泄木安土之法，既继承前人经验，又给后人以启迪。五脏皆有其气，心气运血，脾气散精，肾气闭藏，肺朝百脉，肝主疏泄，均各司其职。肝之为脏，以血为本，以气为用，肝气疏泄正常，全身气血畅行无阻，运化得宜，心火自降，肾水得升，封藏有权，如是则百病不生。倘若情志抑郁，肝失疏泄，气血失调，脏腑功能紊乱，则百病丛生。肝气郁滞，横犯脾胃；气郁日久、血液瘀滞，以致肝血瘀滞；肝气不疏，则体内气、血、痰、湿、食诸郁则生。郁证乃内科杂病之首，久病必郁，久郁必病，慢性泄泻也不例外，从肝论治，可谓抓住要领。气是构成和维持人体生命活动的基本物质，保持气机升降有序即是维护机体生命活动有序。机体受邪必犯气机，气滞不畅，则郁而成疾。王安道在《医经溯洄集·五郁论》中云："凡病之起也，多由乎郁。"所以治病首先应着眼于调畅气机，恢复脏腑的升降功能。脾胃虽然是气机通畅的枢纽，但却受肝疏泄功能的调控。肝的疏泄功能直接影响脾胃气机的升降及水谷精微的纳运、吸收和输布。所以，从肝论治慢性腹泻是治本大法，调治木郁，诸病皆解。

3. 从肝论治五更泻

五更泻多发生在黎明前或黎明之时，乃人体阴阳之气与自然界阴阳之气的变化相互感应的结果，素以脾肾阳虚者居多，治疗也多以四神丸之类。《素问·金匮真言论》曰"鸡鸣至平旦，天之阴，阴中之阳也，

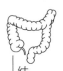

故人亦应之""阴中之阳肝也"，说明此时肝胆当令。如其人素本肝旺，得时愈旺，肝之疏泄太过，脾之运化不及，肾之封藏不足，故而作泻。气郁日久，郁热内生，肝旺乘脾，脾病及肾而为五更泄泻，上扰神明而为心神不宁，下迫胞宫而为经行失常。清肝解郁汤即逍遥散加味。何秀山在《重订通俗伤寒论》中说："气郁者，多以热化。丹溪所谓气有余便是火也。故以逍遥散疏肝达郁为君，佐以丹、栀、滁菊清肝泻火为臣，佐以青橘叶清肝疏气，以助柴、薄之达郁。此为清肝泻火、疏郁宣气之良方。肠鸣飧泄者加乌梅炭升达肠气以疏肝。"使肝气得疏，郁热得清，脾肾得复，诸症得除而愈。

4. 急性泄泻从肝脾论治

脾胃与肝胆的生理功能及病理变化与脾主运化，胃主受纳及腐熟水谷有关。肝主疏泄，胆贮藏胆汁，在肝的疏泄作用下，胆汁能助脾胃以化水谷。盖肝主疏泄而司升发，肝的升发作用有助于脾胃气机的升降，如果升发太过，肝气横逆，易引起胃失和降升发不及使肝脏功能减退，或肝之阳气不足，亦会影响脾胃的升降。肝脏疏泄作用可疏畅气血，调节情志，促进胆汁分泌与排泄，助脾胃消化，如肝的疏泄太过，使肝气横窜上逆，则出现纳呆、嗳气、泄泻等症状；如肝的疏泄不及为邪气阻滞气机，使肝气郁结，木失条达或肝阳被寒湿所损，肝气失舒，脾气壅遏，为肝气郁结导致木不疏土，产生脘腹胀满、困倦、口腻便溏等症状。说明肝的疏泄太过或不及均会引起不同脾胃病机的急性泄泻。

治疗上应运脾理肝化湿为主，佐以不同祛邪药物，愈后主要以健脾为主，目的是使脾胃升降得当，肝木疏土有度。方药选用四逆散、葛根芩连汤、胃苓散等化裁，愈后调养脾胃用参苓白术散或香砂六君子汤。

5. 健脾升清法治疗久泄

多宗张景岳"泄泻之本，无不由于脾胃。脾强者滞去即愈；脾弱者因虚所以易泻，因泻所以愈虚"，林佩琴"肝木性升散，不受遏郁，郁则经气逆，为飧泄"之旨，着意于健脾升清为主，每奏奇效。

尤其患者年臻耄耋，体质尚属健朗，然年龄终非壮盛可比。况泄泻数十年，脾胃气虚，理所当然。脾不健运，湿自内生，故长期大便稀溏。"泻不腹痛者，湿也"；或数日不排便者，脾运失职也；肠鸣嗳气，肝气郁滞也；脉象濡缓，舌苔白腻，湿盛内蕴可知。治以健脾渗湿，苦温燥湿，以风药胜湿；羌、葛又可升提清阳，酒军炒炭，消滞而无苦寒之弊。辨证准确，效如桴鼓相应。

6.脾肾双补治疗慢性泄泻

术附固肠汤：白术（炒）30～50g（或苍术15～20g），制附片10～30g，淫羊藿30g，肉桂、炮姜、黄连各6g，补骨脂、赤芍、茯苓各15g，肉豆蔻9g。若气虚偏甚者，加黄芪、党参各20～30g；阳虚偏重者，重用制附片（可多至60g以上）；腹痛甚者，加白芍30g，炙甘草10g；腹胀甚者，加厚朴或大腹皮10～15g；兼夹食滞者，加山楂（炒）、谷麦芽（炒）各20～30g。

本病多因腹泻持续或反复发作，缠绵不愈，或久用苦寒降火、滋阴寒凉之药，损伤脾阳，运化失司，寒湿内停所致。脾统血，脾气（阳）虚则运血无力，血行迟缓，滞而为瘀血与水（湿）相搏结，化而为脓，下移大肠，故便夹脓血、黏液。泄泻日久，脾虚及肾，命门火衰，终致脾肾两虚。故李士材云："肾为胃关，开窍二阴，未有久痢，而肾不损者。"遵士材"痢之为病，多本脾肾""在脾病浅，在肾病深，治痢不知补肾，非其治也"之训，方中以术附温肾暖脾，燥湿止泻为主；以补骨脂、淫羊藿、肉桂温肾壮阳、补火温土，炮姜温中散寒，茯苓健脾渗湿，肉豆蔻温中行气、收敛止泻，赤芍活血化瘀，黄连苦寒坚肠，清解余邪。而且用少量黄连于大队温热药中，绝无伤阳之弊。诸药合用，共奏温肾暖脾、散寒除湿、固肠止泻之效。笔者体会，治疗慢性虚寒性腹泻，非附子不能温其阳、逐其寒；非白术（或苍术）不能补其土、燥其湿。至于何时用何术，则应视其虚、湿孰重孰轻。一般脾虚甚者，用白术；水湿盛者，用苍术。脾虚甚、水湿亦盛者，二术同用。另外，制附片用量应由小到大，超过15g以上者，必须先熬1小时；如超过50g以上者，必须先熬2小时。

7. 脾阴虚泄泻

脾虚，一般多责之脾阳（气）虚；脾失健运，一般也多责之脾阳（气）虚。据临床观察，并不尽然。脾的生理功能，由脾阴与脾阳（气）协同完成，缺一不可。脾阴，包括营血、津液之类；脾阳（气），包括卫气、中气之类。脾主运化，多指脾阳（气）的作用而言，但必有脾阴的参与，二者相辅相成。如《养生四要》中说："受水谷之入而变化者，脾胃之阳也；散水谷之气以成营卫者，脾胃之阴也。"《血证论》指出："脾阳不足，水谷固不化；脾阴不足，水谷仍不化也。"因而，脾阳（气）旺，脾阴充，则脾的运化功能正常，气血生化有源，水液得以及时转输。病理情况下，脾阳（气）虚，可致运化失常，脾阴亏亦同样可致之。不同的是：脾阳（气）虚→运化失司→虚寒+湿+气血不足；脾阴亏→运化失司→虚热+湿+气血不足。正如古人所云："脾虚有阴阳之分"（《症因脉治》），"脾阴亏则不能消"（缪仲醇语）。

脾阴虚生湿泄泻的常见证候： 不思饮食，食后腹胀，大便时干时稀或便溏，口干咽燥，不欲饮，形体消瘦，面色无华，唇红，手足心热，倦怠乏力，舌质淡红或边尖红，苔少或黄腻或白厚，脉细或细数或滑数。脾阴不足，运化失职，不能化谷，故出现不思饮食，食后腹胀；不能运化水液，故大便溏泄，或时干时稀，舌苔白厚；若湿与阴虚之热相合，则苔黄腻，脉滑数。

脾主肌肉四肢，为气血生化之源，脾阴亏虚，健运失司，气血生化不足，形体失去濡养，故形体消瘦，倦怠乏力，面色无华。脾阴亏虚，虚热内盛，故口咽干燥，不欲饮，手足心热，唇红，脉细而无力或细数，由于气血虚，故出现舌淡红。

治疗该证要注意滋补脾阴（为主）与助运化湿（为次）有机结合。滋补脾阴，宜甘凉（或甘寒）滋润；助运化湿，宜苦温燥湿或甘淡利湿。滋补脾阴，是为了纠正本虚；助运化湿，是为了祛除邪实。组方：

滋脾选用炙龟板15~30g（治阴虚泄泻必用），牡蛎10~20g，生山药10~30g，麦冬6~15g，山茱萸6~10g；助运化湿选用砂仁3~6g，生白术6~10g，陈皮3~6g；清湿热选黄连1~3g。此为基本方。若气虚明显者加黄芪10~20g，党参10~20g；脾阳虚者加干姜1~3g；肾虚者加川续断10~15g。

8. 健脾温肾治疗腹泻

基本方：炒党参、补骨脂各15g，炒白术、炒茯苓各12g，炒薏苡仁30g，炒山药20g，半夏、炒白芍各10g，炒枳壳、炒陈皮、炙甘草、柴胡、炒乌梅各6g，小川连4g。水煎服，每日1剂，早、晚2次分服。偏于热者，加黄芩、秦皮各10g；偏于寒或五更泄泻者，加肉豆蔻（煨）、熟附块各6g，益智仁20g，吴茱萸2g；腹痛即泻者，加炒防风6g等；水谷不化者，加炒扁豆、鸡内金各15g，炒谷芽、麦芽各30g；大便稀薄如水样者加煨诃子5g，石榴皮6g。

《素问·阴阳应象大论》云："清气在下，则生飧泄。"又云："湿胜则濡泄。"脾主运化升清，脾气虚弱，脾不健运，则清气不升，化生内湿，流注肠道而为泄泻。胃为水谷之海，人以水谷为本，脾胃有消化饮食、摄取水谷精微以营养全身的作用。《素问·灵兰秘典论》曰："大肠者，传道之官，变化出焉。小肠者，受盛之官，化物出焉。"若脾胃运化失司，则小肠无以分清泌浊，大肠无法传导变化，水反为湿，谷反为滞，合污而下，遂致泄泻。肝主疏泄，不仅调畅气机，协助脾胃之气的升降，而且还与胆汁的分泌有关。因此，肝之疏泄实为保持脾胃正常消化功能的重要条件。肾者主水，开窍于耳及二阴，肾的气化功能失常，则体内水液的潴留、分布与排泄就会出现障碍，导致小便不利、大便泄泻。此外，肺主肃降，通调水道，且肺与大肠相表里，肺的肃降功能可以使上焦的水液不断下输于膀胱，从而保持小便的通利；若肺的肃降功能失常，则水液下输渗于大肠，而致泄泻。基本方根据泄泻的这些病理与脏腑之间的关系，结合参苓白术散及四逆散的作用，采用四君子汤以健脾益气，薏苡仁、怀山药健脾渗湿为止泻；

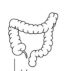

以四逆散之柴胡、芍药、枳实（改用枳壳）、甘草，疏肝解郁，与《伤寒论》用四逆散治疗肝气郁结致泄利相符合，且柴胡、枳壳一升一降，使清气得升，浊气得降；又有二陈汤以化痰除湿，则肺主肃降及通调水道的功能得以正常发挥；加上乌梅酸敛固涩而止泻，补骨脂补脾肾而止泻，黄连清热燥湿而除余邪，使邪不留滞。诸药合用，则脾胃健运，肺气宣畅，肝气得疏，肾气得温，从而使得饮食水谷的消化吸收与输布排泄能够正常运行，则泄泻自然而愈。现代药理研究认为，基本方中诸药除有抑菌作用外，尚有抗过敏、抗乙酰胆碱及解痉等作用，临床观察基本方对患者的机体功能状态有明显改善作用，疗效优于黄连素等常用药物，同时对其他类型的慢性腹泻也有一定作用。这充分说明依据中医学理论指导临床及辨证论治的优越性，也为临床复合用方治疗疑难病提供了借鉴。

9. 疏肝理脾法治疗五更泻

五更泄泻一病，前人多责之于肾阳虚弱，脾失温养所致，以温养脾肾法治疗大多有效，但也会碰到效果不理想的患者。笔者在临床中发现用温养脾肾法无效的五更泄泻多伴有胸胁胀闷、嗳气、脉弦等肝郁表现，故考虑其腹泻可能为肝郁犯脾，脾胃虚弱，运化失常所致，采用疏肝理脾法治疗，以四逆散加味治疗，获得了一定疗效。基本方：郁金20g，白芍、白术各15g，柴胡、枳实、木香（后下）各10g，炙甘草5g。大便夹有不消化食物者，加焦山楂15g、神曲10g；泻下较稀者，加补骨脂、诃子各10g；泻下不爽者，加黄芩、黄连各10g。

五更泄泻多于黎明之时阳气未振、阴寒较盛时发作，多认为由于肾阳不振所致。但笔者在临床中所见五更泄泻病例，可分为以下3种情况：①饮食不节：因进食过度致食积，或夜间晚餐进食酒类、辣椒等刺激性物质致黎明前腹泻，治疗可予调整饮食；有些患者略加香砂六君丸服用数日即可获效，大多数情况下可不药而愈。②即一般所认为的肾阳不足引起的五更泄泻，亦即肾泄，中医五版教材亦有相应治疗方法。③肝气郁积所致的五更泄泻，临床表现可为胸胁胀痛、嗳气、脉弦，五更时腹痛难忍，大便作泻，泻后则舒。形成原因可能有以下2种情况：其一，原有肾阳不足之五更泄泻，因病久心情不畅致肝郁，求治中肾阳不足之偏得以纠正，肝郁之弊却逐渐明显。其二，为原有肝郁所致五更泄泻，却不求辨证，墨守五更泄泻即肾泄一说。

10. 温脾和阴法治疗慢性泄泻

依据温脾和阴的原则选药组方，基本方：太子参、麦冬、五味子、莲肉各15g，扁豆、山药、芡实、山茱萸各30g，桂枝、白芍、炮姜、炙甘草各1g。如腹痛者加延胡索；脓血、黏液便者加白头翁、马齿苋。

慢性泄泻多责为脾虚，脾乃后天之本，脾的生理功能需由脾阴与脾阳协同完成，脾阴虚与脾阳虚同归脾虚，二者均可出现运化失司，正如《血证论》所云："脾阳不足，水谷不化，脾阴不足，水谷仍不化也。譬如釜中煮饭，釜底无火固不熟，釜中无水也不熟也。"说明运化水谷是由脾阴、脾阳共同完成的，二者亏虚均可见有大便失调。慢性泄泻初多为脾阳不足，由于病程较长，久泄久泻后，或滥用温燥渗利之剂，致阳损及阴，脾之阴阳双亏。临床上既可有大便溏薄，一日数次，饮凉加重，腹部隐隐作痛，痛时喜按的脾阳不足之证；也有泄泻伴咽发干，不思饮食，神疲乏力，舌红少津，脉虚细略数的脾阴亏虚之候。此时不可再纯用温燥助阳，当以温脾和阴为原则。基本方以生脉散合山药、莲肉清养脾明；芡实、扁豆、山茱萸、白芍养阴生津，收敛止泻；用桂枝、炮姜、炙甘草以温补脾阳，以鼓脾阳生发之气，启动脾胃运化之功能。

11. 运脾渗湿法治疗泄泻

泄泻病因，在邪气方面与"湿盛"关系最大，多因湿伤脾所致，即所谓"湿盛则濡泄"。在脏腑方面，与"脾虚"关系最密切，因脾虚失运，水湿内生，而致泄泻。"湿盛"则困脾阳，损伤脾胃；"脾虚"不能运湿，又可造成湿盛，两者相互联系、相互影响。就人体生理而言，水谷入胃，腐熟、消磨下传于小肠，在小肠内"受盛化物，分清别浊"，清者为水谷精微，由脾气升清，肺气宣发，经心脉输布周身，

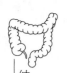

营养脏腑器官；浊者之一为糟粕，通过阑门下注大肠；浊者之二，经肺气的不断肃降，可以使上焦的水液通过三焦（水道）经肾而下输膀胱，经膀胱气化为尿。饮食水谷，特别是水液的输布和排泄，须以三焦为通道，正如《素问·灵兰秘典论》说："三焦者，决渎之官，水道出焉。"《灵枢·营养卫生会》篇说："上焦如雾，中焦如沤，下焦如渎。""上焦如雾"主要指心肺输布水谷精气的作用有如雾露弥散滋润万物一样；"中焦如沤"主要指脾胃的消化、吸收、转输水谷精微和化生气血津液的作用有如酿酒一样；"下焦如渎"主要指肾与膀胱的泌尿作用及肠道排便作用，有如水浊不断向下疏通、向外排泄一样。可见，三焦的功能关系着水谷精微，特别是水液的消化、吸收、转输、排泄的全过程。由此可见，"湿盛则濡泄"实因水液不循常道而致。

（1）运脾渗湿的止泻机制：泄泻既然是由于脾不运湿，水液不循常道造成的，因此其治疗就应治以运脾渗湿。中医止泻药物的作用机制并不在于单纯收涩止泄。通过临床观察发现，具有运脾渗湿功能的中药，大多具有调理气机、疏通水道的功能。就是说，中药并非单纯止泻，而是通过健全脾胃，通调三焦水道，消除肠胃积滞，达到止泻的目的。中医药中的祛湿剂——五苓散（茯苓9g、猪苓9g、泽泻9g、白术9g、桂枝6g，通阳化气，渗湿利水），主治水湿停聚，膀胱气化不利。方中茯苓、猪苓、泽泻淡渗利水为主药；配白术健脾运湿，使水湿不致停聚；桂枝辛温通阳，以助膀胱气化，气化则水自行。若湿困脾胃兼见肠鸣泄泻、小便不利者，合平胃散（苍术9g、厚朴6g、陈皮6g、甘草3g、生姜3片、大枣3枚），以加强健脾燥湿、分利小便的功效，中医谓"急开支河，引水归源"。平胃散中的苍术燥湿健脾，厚朴宽中除满，性皆苦温，为燥湿健脾主药；陈皮理气和胃与厚朴同用，能增强理气宽中作用，甘草、生姜、大枣调和脾胃。运脾渗湿止泻的机制在于通调肺脾肾三焦水道，引水归源。运脾渗湿法解决了湿滞脾胃，水液不循常道的矛盾，使脾气健运，水道通调，膀胱气化，从而肠胃自洁，小便自利。中药止泻与运脾渗湿药物及共运脾渗湿的机制是分不开的。

中医的治疗原则，一则为"辨证论治"，一则为"急则治其标，缓则治其本"，就急缓两个不同阶段来说，都应根据病症表现在辨证论治的思想指导下治疗。运脾渗湿药物，大多兼有其他功效，如理气、收敛、解毒等。因此，在止泻的同时，也能治疗泄泻证的其他兼症，标本兼顾，扶正祛邪，充分体现出中医的整体治疗思想。

（2）**治疗泄泻的临床药物、方剂的选择：**临床上泄泻分急性泄泻和慢性泄泻两大类，急性泄泻又分为寒湿所伤（寒湿泻）、湿热泻、饮食所伤（伤食泻）。慢性泄泻分为脾胃虚弱、脾肾阳衰、肝脾不和。同样，不同的药物亦具有不同的性味归经。因此，中医治疗泄泻并非单纯对症下药，而是在运脾渗湿这一总原则指导下，根据泄泻的性质、病程的长短、体质的强弱、致病因素等诸多因素，辨证分析，区别对待，灵活地运用益气健脾、燥湿运脾、调和肝脾、温阳健脾、通阳化气、清热燥湿、利水渗湿、健胃消食、消导积滞、理气宽中、化气行水等原则进行治疗，并随病情变化，随时加以调整。如寒湿泄泻宜在胃苓汤基础上加藿香、荆芥、苏叶以解表散寒、芳香化浊。湿热泄泻宜改用葛根芩连汤加减，以重在清热利湿。伤食泄泻应重在消食导滞，如用保和丸加减。脾胃虚弱宜益气健脾、升阳化湿，用参苓白术散加减。脾肾阳衰泄泻宜温肾健脾、涩肠止泻，如四神丸合四君子汤加减。肝旺乘脾宜疏肝理脾，如痛泻要方加减。

（3）**运脾渗湿法治疗泄泻的应用范围：**中医治疗泄泻从运脾渗湿入手，确有其独特之处，而且用之于临床，疗效显著。无论是辨病辨症、病因或对症治疗，中医区分阴阳、表里、寒热、虚实、脏腑津液气血之辨证论治均比西医更高一筹。由中医泄泻——脾不运湿、水液不循常道之说及运脾渗湿、引水归源之法，从而启迪我们运用先进的现代科学技术去探索中医高深玄妙的病因病机，辨证论治法则，以发掘祖国医学宝库，取中医之长，补西医之短，最终达到融中西医两大医学体系，创立新医学，为人类做出更大贡献。

12. 扶正祛邪治疗泄泻

（1）**立足脾虚知常达变：**泄泻若以脾虚为主证，在临床上每见患

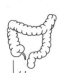

者面色萎黄或苍白，舌苔白腻或薄白，脉细，便泄次多，癖癖不爽，临厕腹痛，食欲减退，四肢乏力，肠鸣腹胀，虚膨浮肿。治宜补脾运中，拟方参苓白术散加减。常用药：党参、山药、白术、炒扁豆、薏苡仁、茯苓、陈皮、砂仁、煨广木香、煨肉豆蔻等。若脾阳不振，伴见形寒肢冷、脉迟、腹部冷痛绵绵者，可酌加制附子、干姜、肉桂；久泄脱肛、中气下陷，肛门有下坠感者，可酌加黄芪、升麻、柴胡；挟食滞加山楂、鸡内金；若脾虚挟湿，肠鸣漉漉，舌苔厚腻或食后即泻者，当于健脾止泻药中酌加升阳化湿之药物防风、苍术、川厚朴、草豆蔻；如脾虚而挟湿热，大便泻下黄褐色者，宜酌加川黄连、黄芩。

（2）**重视肾虚明辨阴阳**：泄泻若病程日久，命门火衰，不能助脾腐熟水谷，每在黎明之前，脐下隐痛，继则肠鸣而泄泻，完谷不化，腹部喜温，有时作胀，食欲减退，伴有腰膝酸软、形寒怕冷，舌苔淡白，脉沉细。治宜温肾运脾，拟方四神丸或附子理中汤加减。常用壮火温脾药：补骨脂、制附片、诃子、炮干姜、煨肉豆蔻、白术、白茯苓、吴茱萸、煨广木香、白芍、川楝子、粳米。若泄泻日久，滑脱不禁者加石榴皮、乌梅肉；多腹痛甚者合芍药甘草汤或当归芍药汤，重用芍药；若见肾阴虚，舌质偏红少苔，当酌加滋补肾阴之品，但又不宜过于滋腻，过于养阴则滋腻生湿更损脾胃。

（3）**明辨肝郁当知传变**：肝郁犯脾，脾虚运化乏权而致泄泻，此常与情志有关。症见脘腹胀满，肠鸣攻痛，腹痛即泻，泻后痛缓，矢气频频，舌苔薄白，脉细弦。治宜抑肝扶脾，拟方痛泻要方加减。常用药：白芍、白术、防风、金铃子、山药、木瓜、党参、茯苓、枳壳、柴胡等。有湿热者加入清热燥湿药。

久泄当以扶正为主，脾虚者宜健脾，肾虚者宜温肾，肝旺脾弱宜扶加抑肝，虚实兼夹宜扶正祛邪，寒热错杂须温清同用。而辨证准确是施治之基础。

13. 升阳除湿法治疗脾虚泄泻证

脾虚泄泻是临床常见病、多发病。若中气虚弱，运化失职，水谷不化精微，阳气不能上行，浊阴反而有余，则生湿浊。湿盛每易遏气机，或从寒，或化热，困脾伤胃，反过来又可影响脾胃的运化功能。故脾虚与湿盛是互为因素的。同时，脾胃互为表里，脾的升清与胃的降浊功能之间的协调平衡是维持脏腑气机通畅，水谷精微正常吸收、输布、代谢的先决条件。脾虚气陷，清阳当升不升，湿浊不化，则清浊混杂而下，遂成泄泻。脾虚湿盛是导致泄泻的主要原因。临床治疗脾虚有温化寒湿、清热化湿、健脾祛湿、淡渗利湿诸法。在临床中基于脾虚而清阳不升，清浊混杂而下，用升阳除湿法治疗，每每取效。升阳除湿法源自李东垣《脾胃论》。东垣谓："湿能滋养于胃，胃湿有余，亦当泻湿之太过也。"并进一步指出：中气不足，脾湿下陷，乃"阴盛乘阳"之变，不宜淡渗分利之剂。乃脾气下陷，又分利之，正是"降之又降，复益其阴而重竭其阳也，则阳气愈削，而精神愈短矣。阴重强而阳重衰也"。故遵东垣之旨，脾虚泄泻之治重在益气升阳。脾健则能运化水液，以绝水湿生成之源；清阳升则脾气得伸，布散卫阳充盛于皮毛，使之微微汗出，则其湿亦自除。此亦即《儒门事亲》之"开玄府而逐邪气"之谓也。俟其脾气健，清阳升，则不利湿而湿自除，不止泻而泻自止也。脾虚湿盛的泄泻，症见四肢困倦，身重肢酸，大便泄泻，肠鸣腹胀，或腹痛，小便涩少，舌体胖大，有齿痕，苔薄白而腻，脉弱或弦等。使用升阳除湿法宜重用风药升阳，如羌活、升麻、独活、柴胡之类。因风药性温味辛，其气升浮，具有升发清阳、舒展经络之气的作用。张元素在《医学启源》中概括其谓"风、升、生"。故而阳气升腾，浊阴自化；而风药又能胜湿，则阴湿亦自除，则泄泻可止。此谓"寒湿之胜，助风以平之"，亦为"下者举之"（《内外伤辨》）的方法。

脾胃坐镇中宫，运化水湿，升清降浊。脾虚气陷，即能生湿。因此，升阳除湿法中，升阳为主，阳气能升，则浊阴自降。此即"下者举之，得阳气升腾而愈矣"（《脾胃论》）。升阳法的用药，以羌活胜湿汤为基本方，加以白芷、升麻、葛根、白芍、黄芪等，目的是使清阳上升，挽回中气下陷之势。方中风药较多，但用量宜轻，使升清而微微得汗，则阳气升腾，脾气来复，而湿邪亦有去路，则泄泻可愈。如泄泻稀

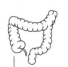
薄若水，小便反涩者，乃湿盛而气化不行，应于泽泻、猪苓、益智仁、陈皮等药中选其一二，升降脾胃之气而上下分消其湿。如大便中夹有黏液，腹中痛而便后仍不宽舒者，多兼有湿邪阻滞气机，虚中挟实之证，宜予黄连、陈皮、半夏、木香等药以佐之，苦辛通降，以祛湿积。须加说明的是，升阳除湿往往伍以甘温益气，或甘寒泻火之品。缘脾胃既虚，则寒湿内生或湿热为病，二者变化常互相关联，有可分而义不可分之势，故用药亦然。此外，阳气不升，湿盛为患，亦致诸症蜂起。如风湿相搏，身体疼痛之病；又如风湿热合邪，即既有风湿，又见阴火上冲，其症见肩背疼痛，并伴有燥热汗出、小便数而少等症；还有夏令湿热之痿证，因湿热气盛，兼挟风证，伤及筋骨，见下肢痿软麻木，心烦气短，身重头眩，小便黄涩等。诸多病证，皆可依据具体的证情，运用升阳除湿的方法，增减用药。东垣根据《内经》"劳者温之""损者温之"之旨，以甘温之剂，补其中，升其阳，使元气来复；更用风药胜湿，既开通了邪路，又能升清降浊，独辟蹊径，扶正与祛邪相得益彰，充分体现了中医治疗学的整体观念和辨证论治精神。现摘升阳除湿汤于下：羌活、防风、升麻、柴胡各五分，苍术、炙甘草、陈皮、麦芽面各三分，神曲、泽泻、猪苓各五分。如胃寒肠鸣，加益智仁、半夏各五分，生姜三片，枣二枚同煎。至非肠鸣不得用。（《兰室秘藏·泻痢门》）诸多湿邪之患，临证自当有别，此乃蛇足，同道可参而详之。

14. 疏利止泻法的理论依据

泄泻是由多种因素引起的以脏腑功能紊乱为主的临床常见病症。单从现象上看，其病变部位是以胃肠为中心，但由于导致这一病症发生的原因甚多，外感六淫、内伤七情、饮食劳倦均在其中，各种因素所致的脏腑功能紊乱，元气亏损，器质破坏，均可导致本症的发生。泄泻造成的病理影响也十分复杂，或升降失调，或清浊不分，或运化不行，或疏泄失职，或温煦不力，或下元不固，其标象虽在胃肠，病本却是五脏兼及。正是因为病因不同，涉及脏腑有别，损伤程度各异，因而也就决定了本症在性质上有寒有热、有虚有实，甚至寒热虚实错杂互见，给辨证治疗带来了较大困难。历代医家对此症论述甚多，其中最具系统性的当推明代医家李中梓，他在总结泄泻理法时，既提纲挈领地强调了湿为主因，脾为主脏，又简要阐明了其他原因、其他脏腑对泄泻的复杂影响，使人知其要而通其变。其所归纳提炼出的治泻九法，是对中医治泻经验的高度概括和全面总结，至今仍有很高的临床实用价值。在治泻九法中，"疏利"一法，所涉病机、症候最为复杂，运用难度最大。临床所见，病程较长，用淡渗、升提、清凉等法疗效不佳，用温中、补肾、固涩等法不仅不效，反而出现加重趋势的泄泻，大多属于疏利法的治疗范围。由此可见，本法是解决泄泻中较为疑难的一类问题的特殊手法，因而具有很高的实用价值。

（1）**疏利法的发展源流**：《素问·至真要大论》云："……通因通用。必伏其所主，而先其所因，其始则同，其终则异，可使破积，可使溃坚，可使气和，可使必已。""通因通用"四字所表达的内容，是以"通"为表象，"不通"为其病理本质的病症，需要"先其所因"，采用疏通之法，驱除邪气，最终使"气和"病已。这无疑为后世提供了一种辨证思路，初步奠定了疏利法的理论基础。《伤寒论》以葛根汤治疗因外邪郁闭，肺失治节的"自下利"证；以四逆散治疗因肝失疏泄，克侮脾土发生"泄利下重"者。两例均以调畅气机为治疗要点，且理法方药俱全，使人们对"通因通用"的认识更为直观深刻。金元时期，四大家之一的张从正，认为疾病是邪气侵犯的结果，力主采取"汗、吐、下"三法祛邪，"邪去则元气自复"，人体血气流通才得以恢复。他的理论突出体现了邪气致病的根本点所在，即"气机壅滞"，通过三法祛邪以疏通气机在他的理论和临床实践中得到了生动的体现。例如，他对感受风邪下利不止者用桂枝麻黄汤疏风解表，宣降肺气；对痰涎宿食壅滞上脘发生泄泻者用瓜蒂散涌吐痰涎宿食，舒展脾胃气机，较为深刻地阐明了疏利法的病机前提和常用的具体治疗方法。之后的朱丹溪进一步论述指出："气血冲和，百病不生。一有怫郁，诸病生焉。故人身诸病多生于郁。"并将临床常见郁证分成"气、湿、热、痰、血、食"六类。以调气为治郁之纲要，还创制了通治诸郁的千古名方"越鞠丸"，

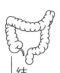
为疏利法的总结提炼奠定了较全面的理论基础。李中梓在深入研究和充分理解前人学术经验的基础上，明确提出"疏利"治泻："痰凝气滞，食积水停，皆令人泻，随证祛逐，勿使稽留，经云：实者泻之，又云，通因通用是也。""疏"即开解疏散，"利"即攻逐通利，也就是通过"随证祛逐，勿使稽留"的方法疏理气机，使之通利，治疗因邪气窒碍、气机郁滞，直接或间接导致胃肠功能失调的泄泻。气机调畅，百脉通达，五脏功能恢复正常，泄泻自然痊愈。此法的创立，明确了解决这类特殊问题的治疗主导思想，使"通因通用"的宏观治疗原则最终落到了临床运用的实处。

（2）疏利法的理论依据：一般情况而言，泄泻的病位在脾胃。人一身之水谷微精代谢是由脾胃通过升降枢纽的作用加以统帅，《脾胃论·天地阴阳生杀之理在升降浮沉之间论》："盖胃为水谷之海，饮食入胃，而精气先疏脾归肺，上行春夏之令，以滋养周身，乃清气为天者也；升已而下输膀胱，行秋冬之令，为传化糟粕，转味而出，乃浊阴为地者也。"个体就是在这样一个周而复始的生理过程中得以延续生命的。脾胃枢纽作用的发挥，也需要其他脏腑的协同。肝之疏泄、肺之宣肃、肾水之升、心火之降，无一不在参与人体气机之升降出入。而外感、饮食、情志、劳倦等因素均可能破坏这种正常的功能状态，造成局部气机的阻滞不通，局部气机闭塞势必造成清气欲升不得升，故运用益气升提法不能收效。临床上该类泄泻因情志、外感所致者，多属气滞型；暴饮暴食所致者属食积型；而气机阻滞，又可进一步产生多种病理产物，诸如痰湿、水饮、瘀血等，均可造成泄泻的经久难愈。由于这几类证型均未脱离"气机郁滞"这一病变核心，治疗分别要在行气解郁的基础上，有痰者行痰，食积者消食，血瘀者化瘀，水饮者逐饮。故该法可选四逆散作为基础方，该方有升有降，有散有收，可复人体气机升降出入之常。疏利法就其适用范围而言，适用正盛邪实之证。但由于"邪之所凑，其气必虚"，故临床上虚实夹杂者更为多见，每因邪气未祛而久泄不愈，愈泻愈虚，以致邪犹存而正又虚。对此，脾虚者需健脾益气，肾阳不足、命门火衰者需温肾助阳，脏腑积热者要适当考虑清凉。

治疗前期，应以疏利为主，适当辅以健脾、温肾；到了治疗后期，又需将扶正放在首要地位，祛邪放在次要地位。

（3）疏利法的适应病症：根据致泻病因的有形无形、临床症状特点的差异，该类泄泻约略可分为以下几种证型：

气泻：气泻的病因是肝失疏泄。肝气不足，疏泄不及，脾土失其疏调之助，胃肠乏其疏达调运，容易继发泄泻。唐容川《血证论》云："木之性，主于疏泄，食气入胃全赖肝木之气疏泄之，而水谷乃化。设肝之清阳不升，则不能疏泄水谷，泄泻中满之证在所难免。"本证的临床表现特点是：神疲乏力，心情抑郁，纳少嗳气，善太息，脘胁胀满，腹痛且泻，稀便溏薄多沫，矢气则舒。舌淡、苔薄白，脉弦细。针对肝气郁结，困而不伸的病机，可在四逆散一方基础上加麦芽、防风、乌梅等生发疏柔肝气的药物。此证往往并见其他脏腑系统的不足，脾胃乃气血生化之源，故在行气解郁的同时可配伍四君子汤类健脾益气。另一种情况是因肝气疏泄太过，克侮中土，致脾不升清，泻下完谷不化。这类患者平素多性情急躁，发作时腹痛肠鸣，泻后痛仍不减；也有在清晨寅卯木气偏旺之时，因疏泄太过发生晨泻。舌淡红、苔薄白，脉弦缓。化热者可见舌边红，脉弦数，左脉尤甚。故治疗在代表方基础上加痛泻要方调肝止泻，热象明显者加牡丹皮、山栀子。

风泻：肺主气，居高位为五脏华盖。风邪犯肺，肺气膹郁，宣肃失常，治节不利，不能下助脾胃升发清气，发生泄泻。该证发生通常比较突然，应排除伤食史。风邪侵袭肺卫，可有恶风、自汗之表证存在，甚者胸闷、咳喘、气逆等症并见。舌质多正常，苔薄白，寸脉浮。治疗关键在于疏风散邪，宣展肺气，不治泻而泻自止。方选葛根汤，可酌情加宣展肺气药，如桔梗、麻黄、杏仁、前胡等。外邪得疏，肺气宣肃复原，大肠传导有序，大便自调。如偏肺气虚，当在邪气祛除后补脾敛肺。中阳不足者，必须在温中健脾的基础上解表。

食泻：饮食过量，超过脾胃所能受纳与运化的程度，也能导致泄泻的发生。小儿脾胃功能相对薄弱，加上父母溺爱，劝诱填塞，故小儿患此证者比较常见。食滞胃肠，壅滞气机，导致腹痛腹胀，痛则欲泻，

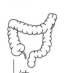

泻后痛减，大便酸臭如败卵，常伴呕恶、口臭、纳呆。舌苔黄厚腻或垢腻，脉滑数，指纹沉滞。治宜消食导滞，和中健脾。方选保和丸或楂曲平胃散。便下水液糟杂混合，面色青白，发稀枯黄，舌淡、苔白腻，脉细无力者，多虚中夹实，宜半消半补，可选健脾丸消补同施。

痰泻："脾为生痰之源，肺为贮痰之器"，故积湿成痰所致的泄泻，病变脏腑在肺脾两脏。痰证关键在脾虚气郁，脾虚导致津液不能正常输布，凝而为痰。痰湿向上停聚于肺，可见咳嗽、咯痰，痰阻气道，久而久之，肺失治节，大肠传导失职，便秘、泄泻交替发生；痰湿向下进入肠道，痰食交结，肠腑不洁，水谷不分，夹杂而下。故多症见肠鸣漉漉，时泻时不泻，大便黏腻不爽，甚有白冻，舌淡苔润，脉濡或滑。方选二陈汤顺气化痰，辅以宣肺化浊。

瘀泻：慢性泄泻，日久耗伤正气。气虚则血瘀，气滞则血停。瘀血阻滞肠间，纳运失常，水谷停滞，清浊不分，混杂而下，泄泻久治不愈，即所谓"久病入络""病久成瘀"。此类泄泻病变中心其始在脾，久则渐及肝、心两脏。清代王清任说："泻肚日久，百方不效，是总提瘀血过多。"症见腹泻缠绵不已，腹痛有定处，按之不减，便泻不畅，夹有黏冻或带瘀血，泻后有不尽感。肢倦神疲，身体羸瘦，面色晦滞。舌质紫黯，或舌面散见瘀点、瘀斑，脉多弦细而涩。妇女冲任失调引起的腹泻，亦可考虑瘀血所致，多见经前一周，腹泻更甚，经后腹痛腹泻可有减轻，或见五更泻。《医林改错》谓之："总提上有瘀血，卧则将津门挡严，水不能由津门出，由幽门入小肠，与粪合成一处，粪稀溏，故清晨三五次。"瘀血阻滞气机，阻碍阳气运行，水液输布失常，故五更脾胃清阳升发受阻，水饮滞肠而泻下。瘀血不去，既新血不生，气血不足，津液之统摄布运无权；又胃肠络脉阻滞，运化吸收功能障碍。血瘀阻络是病本，方选用王清任之膈下逐瘀汤。瘀血祛除，脾胃健旺，肠道功能恢复正常，则泄泻止。

水泻：这类泄泻是因肺气不宣，水饮停于肠间所致。病变中心始在肺，待病势已成，则波及脾、肾。邪气犯肺，致宣发肃降令废，津液不布，反停聚肠间，清浊不分，并走于下，而为泄泻。水为阴邪，体重而沉，日久不愈，则水阻肠间，严重阻碍三焦气机升降，上焦闭滞愈加，中焦运化呆钝，下焦气化不行，病情进一步加重。临床以便泻清水或如泡沫，小便短少，口干舌燥为常见症状。便泻清水是因水饮停于肠间，直趋而下所致；小便短少，是水邪闭阻，气化不行的结果；口干舌燥，是三焦气机闭滞，水液运化吸收微弱，升降布散无权使然。这是与脾肾阳虚、水湿不运的重要鉴别点。严重时还可伴见头面四肢水肿，脉濡或缓滑，舌淡苔白滑。选方可加己椒苈黄丸前后分消，则脾气转输，津液自生，故用药后应有"口中有津液"，这是饮去病解之征。

15. 滋脾温化法治疗久泻

久泻是指病程在2个月以上或在2~4周内复发的泄泻，为临床多发病、常见病。本病西医治疗尚无特效药物，而中医治疗多可获效。

久泻病机：脾失转输，水谷精微运化不利，渗利于肠，遂致泄泻，临床见粪便稀薄，或泻如水样，完谷不化，排便次数增多等。多数医家认为，本病与感受外邪、饮食不当、情志失调、病后体虚等因素有关，其病机之本在于脾虚湿盛，或脾气虚，或脾阳虚，甚少提及脾阴不足。殊不知脾主思，久思伤脾，脾营渐耗，脾阴不足；张景岳亦谓"劳倦最能伤脾"，精气不充，阴血无源，可致脾阴不足；脾阳已虚，运化无权，纳食减少，化源不足，亦可致脾阴虚损。《红炉点雪》提出："泄泻一症，为亡阴脱液之肇端。"这为脾阴虚泄泻提供了理论依据。

滋脾温化法：张锡纯亦常重用山药以滋脾之阴。山药味甘、性温，既养脾胃之阴，又补脾肺肾之气，平补而无壅滞之过，对于兼脾阴虚的久泻患者，笔者多用至30g以上，最多用至120g。温化类药物常用附子、干姜、吴茱萸之属，不过用量宜小。滋脾法与温化法结合，可防温化类药物燥散耗阴之弊；滋脾得温化，则脾阴生生不息，无滋腻碍胃之过。如此，阴阳互根互用，阳中求阴，生化无穷。

理论篇

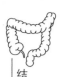
（三）六淫、外邪、心理因素的治疗

1. 心理疗法治疗泄泻

通过精神上给予支持，采用劝导、启发、鼓励、说服、调整环境等方法，帮助患者找出引起本病症状或使症状持续存在的心理应激因素，让患者对自己的疾病有足够的认识，医生根据检查的结果做出强有力的、有逻辑性的耐心解释。帮助患者了解排便生理，解除忧虑、紧张、抑郁情绪。使患者改变忽视便意、随意延长排便时间等不良习惯，建立规则的排便时间。纠正患者曲解的认识，缓解或消除心理障碍，使患者对医者信任，增强战胜疾病的信心和勇气，保持心情愉快，调动患者的个体积极性，可达到事半功倍的效果。

2. 补泻两法治疗泄泻

肠癖病变主要限于大肠黏膜与黏膜下层，发病特点是"屡发暂愈"，病程长，反复发作，可有长短不等的缓解期，发作时腹泻，每日可达十余次，便中带脓血或黏液，腹中可有阵发性疼痛，并可见里急后重。发病期间常见面色萎黄，神疲倦怠。本病以脾虚为本，湿热蕴结为标，属本虚标实证。因此不能见其大便脓血、里急后重等症，而以实证待之并以清热解毒、化湿止泻为法治之，忽略本病病程较长，久病必伤及脾肾的本虚之象；也不能念其病程长，脾肾阳气虚弱，而以健脾温中为法，却未治其湿热。治疗上主张益气健脾为主，兼以清热化湿为辅。并且治疗中权衡补益与清热之度，也是非常重要的。治疗以益气健脾，清热利湿为法：红藤15g，败酱草15g，秦皮15g，黄连6g，白头翁15g，白术10g，茯苓15g，延胡索10g，玉片10g，白芍15g，党参10g，焦三味各10g。

脾胃是人体气机升降的枢纽，脾胃虚弱则不能受纳水谷和运化精微，以致水反成湿，谷反成滞，湿滞内停，困阻中焦，清浊不分，混杂而下，则见腹泻。湿滞内停，日久蕴热，湿热蕴结，气血阻滞，不通则痛，热性急迫，故而腹痛里急；气滞湿阻，气机不畅，则见后重，湿热熏蒸，气血瘀滞，则见大便脓血，夹黏液。故以治病求本为原则，益气健脾，补中焦之虚为主，兼顾湿热，辅以清热化湿。方中以党参、茯苓补中益气，健脾化湿；红藤、败酱草、秦皮、黄连、白头翁清利湿热；延胡索、玉片理气消滞；白芍敛血合营，以止血便；焦三味消食助运化，共奏补虚清利之功，故收效较佳。

3. 补阴治泻一得

《素问·五常政大论》曰："阴精所奉其人寿。"阴平阳秘是健康的基本前提，若因六淫、七情、房室、劳倦等损伤阴液导致阴液亏虚，阴阳失衡，可导致各种疾病的发生。正确识别阴虚证的各种复杂表现，合理应用补阴之法，无疑具有十分重要的意义。

（1）**补阴当须顾阳**：阴阳之间存在着对立制约、互根互用、消长平衡和相互转化的运动变化规律，正如张景岳云："善补阴者，必于阳中求阴，阴得阳升而泉源不竭。"蒲辅周前辈也有这样的体会：津液亏损，用生津之药不能获效，如属釜底无火，不能气化，必加附子。在临床上对阴虚证的治疗，过用寒凉之剂以致损伤阳气，使病情反复或加重并不鲜见。一老年阴虚患者，胸脘灼热，口干乏力而不思饮食，某医予滋阴清火之剂，初服有效，继则无明显效果，服至20余剂时反出现脘腹胀满之症，检视前方，皆大剂生地黄、沙参、麦冬、生石膏等阴寒之剂，初服胃尚能受，久服则损伤中阳，诚如《蒲辅周医疗经验》所言："纯寒药味，仅可施于体气充足的火热之症，如遇羸弱者，难胜克伐，稍弱之体，初则见功，后亦不效。凡病以胃气为本，投纯寒之剂，胃败必导致病情恶化。"故补阴的前提是阳气的气化功能正常，补阴的要点是时时刻刻注意顾护阳气。

（2）**脾也有阴虚**：古今医家多重视脾阳而忽视脾阴，如李东垣就独重升发脾胃阳气以治疗内伤杂病，叶天士更有"太阴湿土，得阳始运，阳明燥土，得阴自安，以脾喜刚燥，胃喜柔润"的名论。然有阳必有阴，唯脾阴脾阳相互协调，才能保证脾运正常。清代名医唐容川在

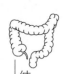
《血证论》中明确指出："调治脾胃，须分阴阳。"又云："脾阳不足，水谷固不化；脾阴不足，水谷仍不化。"脾阴虚证是指脾所主之营血、津液匮乏所导致的健运失常、失于滋养的一系列证候，临床常见唇干口燥，饥不欲食，体倦乏力，手足烦热，形体消瘦，或见脘腹胀满，或食入即吐，或唾血吐血，或便秘，或泄泻，舌红少苔，脉细数，种种见症，不一而足。对脾阴虚当以甘淡育阴为主要治法。因脾喜刚燥，得阳始运，过用寒凉滋腻，必然损伤脾阳，妨碍脾运，失去了养脾阴的本意，而甘淡之药补而不燥，滋而不腻，生津育阴而又不碍脾运，能使阴液得复，阴阳协调，脾运复健。药用：山药、黄精、莲肉、扁豆、薏苡仁、太子参、沙参、白芍、白术、茯苓、甘草等。临证可根据病情灵活加减用药，如燥热甚者，可加用生石膏、生地黄、知母、石斛等，但必须注意中病即止，不可过用。

（3）泄泻与补阴：泄泻多责于湿邪为患，然久泄多伤阴液，《红炉点雪·火病泄泻》云："泄泻一症，为亡阴脱液之肇端。"轻则脾阴不足，健运不能复常；重则累及肾阴，肾为胃关，关门失阖，泄泻更难控制。临证可见久泄不止，便次频而不多，知饥而不欲食，口干而不欲饮，形体多瘦，四肢乏力，手足烦热，舌红少苔，或苔薄而干，脉细数无力等。治疗上，脾阴不足者，宜甘淡育阴，代表方如参苓白术散、滋生丸等；脾肾阴虚者，宜滋补元阴，甘淡养脾，代表方如胃关煎，方中重用熟地黄为君，配以炒山药、炒扁豆、炒白术、炙甘草，佐以干姜、吴茱萸。诸药合用，养阴不碍运，温脾而不燥，育阴和阳，用之临床，效如桴鼓。

4. 从血瘀论治泄泻

血瘀泄泻，临床极少见。有患者椎疾2年余，寒食而得，虽有脾肾阳虚之候，但前医投以温补脾肾之药却效微，未能除其瘫也。余承"久病多瘀"之训，合其经史，知其素有血瘀之证，又复受寒邪侵袭，腹部乃足阳明、太阴、少阴经及任脉所从，经脉受阻，脏腑功能失调，而致泄泻。虽因寒使然，但瘀早已成，新寒只能使旧瘀更甚，仅以温法岂能使瘀解？寒凝血瘀阻滞经脉，气血运行不畅，不能上营于舌，则舌淡暗、苔白。腹痛如刺，脉沉迟涩，正是血瘀之候，故欲除此病，非活血化瘀、温中散寒之剂弗能奏效。少腹逐瘀汤乃王清任之名方，合附子理中汤既增加散寒祛瘀之功，又可益脾气，二方同用，一矢二的，而获佳效。

5. 从寒湿论治泄泻

（1）**病因病机**：腹泻大多由于腹部受凉，过食生冷或油腻而起，此与寒湿二因相符。中医认为"泄泻之本，无不由于脾胃"（《景岳全书》），"苟脾强无湿，……（外邪）均不得而干之……"（《杂病源流犀烛·泄泻源流》），本病之本在脾胃，复因感受寒湿二邪，"寒邪客于小肠，小肠不得成聚，故后泻腹痛矣"（《素问·举痛论篇》），"脾为湿困，不能健运，阳明胃腑，失其消化，是以食积太仓，遂成泄泻"（《时病论》）。可见，寒湿二邪于脾胃虚弱之际，内舍肠胃，致精华之气不得输化，水反为湿，谷反为滞，湿滞内停，清浊不分，混杂而下，乃成泄泻。

（2）**临床表现**：胃肠道表现为大便性状澄澈清冷，或如水样，或为不消化食物，大便日行5~10次，无明显恶臭，无里急后重，无肛门灼热感，时伴泛吐清水冷涎、腹痛脘闷、少腹痛、腹鸣不适、纳少等症。全身表现为轻者无明显全身不适，或仅伴有轻度乏力。重者腹泻较剧，可伴畏寒恶风，神疲肢乏，面色偏白，头痛头晕，尤多见于急性者。其舌象为舌质偏淡、舌苔腻或薄腻，脉象为濡脉或缓脉。从临床表现看，寒湿之邪困阻脾胃，脾胃升降失司，清浊不分，水谷并走大肠，故泄泻清稀如水样，或不消化食物，《素问·至真要大论》曰："诸病水液，澄澈清冷皆属于寒。"湿性黏腻固着，最易阻碍气机，寒性收引凝滞，寒湿相搏，肠胃气机受阻，故可见脘闷、腹胀、腹痛、腹鸣。胃气以降为顺，气机阻滞，胃气上逆，见泛吐清水冷涎、纳差。脾胃气滞，健运失司，清阳之气不升，故见乏力、神疲、面色偏白。若合并感受外邪可伴恶寒发热。其舌象、脉象均为寒湿之征。

理论篇

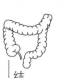

（3）治则：根据病因病机，其治则为化湿散寒，健脾和胃，佐以疏肝。由病机可知，脾胃虚弱为本，寒湿外邪为标，应标本同治，而略佐以疏肝，其义有二，一者脾胃本弱，肝木克之太过不利于鼓舞脾胃阳气；二者脾胃感受寒湿，阻滞气机，疏肝以顺气。而散寒之治，应适可而止，尤应注意防止急性患者出现湿热变证。化湿之治一般用芳香化湿药，至于利水渗湿药，《景岳全书》指出"惟暴注新病者可利，形气强壮者可利，酒食过度、腹不慎者可利"，而"病久者不可利，阴不足者不可利，老年人脉气多寒者不可利，形气虚弱者不可利，口干多渴而不喜冷者不可利"，必须"察其病之所本"。

方药：藿香15g，粉葛根30g，炒山药30g，六一散（包）20g，薏苡仁30g，干姜15g，桂枝20g，炒白芍20g，防风5g。方中藿香、六一散、干姜、桂枝芳香化湿，辛温散寒；粉葛根性轻扬升散，鼓舞脾胃轻扬之气上升，起止泻作用；薏苡仁健脾渗湿止泻，炒用止泻疗效更佳；炒山药平补脾胃气阴，其性兼涩，尤宜本病；炒白芍敛阴柔肝止痛，防风性浮升有止泻之功，入肝经，两药合用起疏利肝气、辅助止泻之功。另外，可根据病情酌情加减用药。

（4）**调理与养护**：本病之本为脾胃虚弱，其标为寒湿内侵，发病期可以流质、半流质少渣饮食为主，并可加服盐汤以顾护胃气，生姜红枣汤振脾阳、散寒邪、和胃气。食疗上可用炒扁豆汤代茶饮，忌食生冷、肥甘厚味与煎炒烹炸油腻之品。尤其应注意心理调适、饮食宜忌及饮食规律，同时加强食疗，腹泻停止后，可继续服参苓白术丸6～8周，以巩固疗效。心理治疗方面，要让患者保持心情舒畅，避免精神紧张，让患者了解疾病的病因、性质及良好的预后，以纠正其不良心态，增强治疗信心，通过积极乐观的心态调整脏器功能，达到从根本上治愈疾病的目的。要使患者养成良好的饮食习惯，避免过冷、刺激性饮食，进食速度勿快，并建立良好的生活习惯，经常参加文体活动，增强体质。

古人认为酸涩药不可早用，否则有"闭门留寇"之弊，但泄泻使用酸涩药，不必待到滑泄不禁时才使用。暴泻伤阴不宜使用滋补药，宜使用乌梅、白芍、石斛等酸甘养阴护液，防止气随津脱，勿用熟地黄、山黄肉之类过滋腻和黄连、苍术之类过烈过辛之品。

6. 风药止泻

《内经》曰："久风入中，则为肠风飧泄。"飧泄即风泄，故有肠鸣飧泄之称，其特点是泻而伴有肠鸣，中医认为腹中雷鸣是风行地中之象。久泻者加风药升清以化浊，常能收佳效。故治泻不问多久，在治疗的相应方中加入风药，是很切合泄泻之病机的。考泄泻之发病，在外多与风、寒、暑、湿有关，在内多与肝脾失调有关。按风药可祛风、胜湿、散寒、疏肝、升清、开郁泄热及化暑等多种功用，其代表方如名医秦伯未推荐升阳益胃汤，其他如羌活胜湿汤、升阳除湿汤等也为有效良方。

风药疏风散寒胜湿较为好理解，而风药疏肝开郁、健脾则不好理解。风性轻扬善动，能调理气机升降。肝为风木之脏，肝郁不解，郁而化热，变生他症，肝郁之证正可借风药之性来疏解。脾主湿而恶湿，久泻脾虚湿困，犹如卑下之地，菀槁不荣，风药辛散而香燥，可祛风胜湿；且风药香燥之性可醒脾，湿去脾醒，则脾气自能健运。肝调脾和，则泻自止。这也体现中医药的灵活性与辨证论治的特点。

7. 活血化瘀论治泄泻

（1）**肝郁乘脾、气滞血瘀**：用延胡索、乌药、川楝子、陈皮疏肝理脾，丹参、赤芍、牡丹皮、三棱、莪术活血化瘀，白芍、甘草酸甘敛阴、缓急和中。

（2）**寒凝气结、瘀血阻肠**：用干姜、高良姜、香附、砂仁、大枣温中理气，丹参、焦山楂、当归、赤芍、川芎、桃仁、红花活血和血。

泄泻临床以感受外邪、饮食停滞、肝气乘脾、脾胃虚弱、脾肾阳虚为多见，但瘀血亦可致泻，而以久泻多见，故活血化瘀亦为治疗泄泻的重要方法。盖肝喜条达，若情志失调，则肝气郁结，横逆犯脾，肝脾不和，气机被遏，气不行则血滞；脾之清阳不升，浊阴不降，则脘满腹痛；脾运失度，清浊混杂，并走大肠而成泄泻；或因寒湿凝滞中州，气

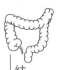
机升降失常，气滞血瘀肠间，清浊不分，下走大肠而成泄泻。因而，在泄泻久治不愈时，不妨以活血化瘀之法试之。

（四）特殊治法及特殊类型的治疗

1. 反治法治疗泄泻

反治法又称从治法。是中医治疗大法中针对疾病出现假象的情况下而设，是根据"甚者从之"的原则制定的，故有"从者反之"之说。反治法是在正治法不适用于疾病时所采取的一种变法，也是针对疾病的本质，调节机体机能平衡的一种治疗大法。临床上运用反治法中"热因热用""寒因寒用""塞因塞用""通因通用"四个方面，取得满意效果。

如误食不洁净食物，损伤脾胃，使运化失调，郁热于里，腑气不通，积滞而成此病，选用上法治疗，使腹内秽浊之物得以清除，郁热之邪得解，此病即刻痊愈。张景岳曾论："大热内蓄或大寒内凝，积聚留滞，泻利不止，寒滞者以热下之，热滞者以寒下之，此通因通用之法也。"

2. 特殊类型的小儿泄泻

（1）**小儿脂肪泻**：由于脂肪的消化和吸收不良，脂肪泻可在多种疾病中出现，最常见的是各种梗阻性或反流性黄疸，包括先天性胆道梗阻及传染性黄疸型肝炎等。患者肠内缺乏胆汁，因而脂肪不能转化，表现为粪便增多，多臭味，灰白色，含有脂肪，腹部膨大。中医认为，是由于小儿脾胃娇弱，脾气不能运化谷物，饮食随浊物而下所致。本病以健脾利湿为基本治疗大法。药用：苍术、防风、羌活、升麻、柴胡、建曲、麦芽、泽泻、猪苓、炙甘草、陈皮为主。水煎服。腹泻甚者加诃子、赤石脂；腹胀者加槟榔。临床3~5剂可愈。

（2）**小儿"脚气型"泄泻**：其特点为婴儿出生后不久即开始泄

泻，便色青，夹有奶块，且大便频多；5～6个月的婴儿，泄泻已有4～5个月；小便如常，饮食尚可，无脱水现象，但面白神萎，烦躁不安，或眼皮下垂，甚至抽搐而惊。从中医观点看，成人患脚气有干、湿型之分，如乳母之隐性脚气病，属湿性者，湿滞于内，乳中夹湿邪，哺于乳婴，而致泄泻。治疗方法为停母乳，用牛奶或奶粉喂养。治疗宜消积化滞，兼益脾胃。药用：炮姜、山楂肉炭、炒麦芽、焦白术、陈皮、甘草、木香、党参，共研极细粉末，每次口服1～3g，每日服3次。药后大便成形，次数减少，再进行平肝理脾治疗。药用：白芍、白术、陈皮、防风。水煎服，每日1剂，一般2～4剂可基本治愈。

（3）**小儿湿疹型泄泻**：婴幼儿头面奶癣干涸，便发腹泻，大便次数增多，质黏色青，腹胀纳减，舌苔白腻，病程缠绵，而精神如常。此种泄泻即为"湿疹泻"，临床较为常见。有人将其比喻为"翘翘板"，言其奶癣、泄泻二者交替出现，此起彼伏，经久不愈，治疗颇为困难。如听其自然，多至3～4岁方趋康复。其治疗主要抓住一"湿"字，利湿则安。治疗以疏运脾胃、清肠化湿为主。药用：白术、川厚朴、地榆炭、木香、薏苡仁、大腹皮、马齿苋、车前子、麦芽。湿热明显者加淡黄芩、川黄连；奶癣作痒者加白鲜皮、地肤子、蝉衣。临床应用多年，疗效颇著。

3.老年久泄从脾肾湿浊瘀滞论治

老年久泄多责之脾肾。盖脾虚不能分清渗湿，致清气下陷，水谷混杂而下注；肾虚命门火衰，不能腐熟水谷而清浊不分，发为泄泻。治疗上每从脾肾亏损立论，但疗效并不尽如人意。据补肾健脾、化湿祛瘀论治，获得较好的疗效。

基本方：鹿角霜、补骨脂、益智仁各15g，山药30g，白术、扁豆、茯苓各10g，木香、三棱、莪术各5g。加减：肾阳虚甚者，加巴戟天、仙茅各10g；脾肾阳虚阴寒内盛者，加附子10g，干姜5g；肾阴亏损者加熟地黄、山萸肉各10g；中气下陷者，加黄芪15g，升麻、柴胡各5g；肝气横逆者，加白芍15g，防风5g；滑泄不止者，加诃子、乌梅各15g，石榴皮10g。

泄泻每以"湿"为因，"脾虚"为本，而湿与脾虚往往又互为因果；久泄不愈则形成肾阳不足，命门火衰，可谓"穷必及肾"。然而临床上易被忽视的是湿浊长期困滞于肠腑，湿阻气郁，升降失常，亦可影响血液运行，形成肠络瘀阻，出现湿浊血瘀胶结不解的病理现象。老年人年已花甲，脏腑机能低下，脾肾衰退更为突出。一旦慢性泄泻缠身，犹如败叶经霜，形成因虚致湿，因虚致痕，由湿而困，因困而痕，陷入互为因果的恶性循环。据此，确立基本方以鹿角霜、补骨脂、益智仁补肾壮阳，使肾气足而开阖有权，并能温煦中焦以健脾固肠；山药、白术、扁豆、茯苓益气健脾，使中阳复而水湿化，清浊自分，重用山药滋补脾肾之阴，以求全方温而不燥；木香、三棱、莪术归脾经，既祛肠络瘀滞，又行脾胃气郁。诸药相伍，共奏补肾健脾、化湿祛瘀之功，寓补于通，寓通于敛，寓敛为运，故能收到满意效果。

此类病例多属本虚标实，由于湿瘀胶结，伤及脾肾，必须把补肾健脾与化湿祛瘀有机地结合起来，才能更有效地扶正祛邪，达到尽快康复的目的。

4. 难治型泄泻诊治

（1）难治型泄泻的病理特点：

肠道盘旋曲折错杂：《内经》认为，肠为腑属阳，"以通为用"，"满而不实"，且虚实更替。大肠为"传导之官"，由于大肠盘旋弯曲错杂，曲肠之处易有积滞，且呈现出大肠黏膜层面上不同程度的病理变化，交错夹杂于曲肠之间，要想清除修整大肠曲积之处污秽疮面，非深刻认识此处之机制，岂能设想朝夕之间出现奇迹。

胃肠同病清浊混杂：《素问·阴阳应象大论》云："清气在下，而生飧泄；浊气在上，而生膜胀，此阴阳之反作，病之逆从也。"表明在《内经》时代就已经认识到，泄泻不单纯是大肠之事，而是因为脾胃升降功能失调，清浊相干，则下见泄泻而上有脘痞痛胀等上下同病的特点。《景岳全书·泄泻》云："泄泻之本，无不由于脾胃。"这是因为脾胃为仓廪之官，中焦升降之枢纽，一旦脾胃亏虚，则气机升降不利，清阳无以鼓舞，该升不升，该降则不降，应上为下，由下而反上；由此而受纳失职，运化无权，以致摄入之水谷，化湿成滞，湿滞内阻而生泄泻。纵观《伤寒论》三泻心汤证，张仲景充分认识到泄泻患者不少都有痞满与下利并存的证候，即胃肠同病、上下作乱的证情。

逆肠而行，投以药石：《素问·五脏别论篇》云："胃、大肠、小肠……名曰传化之腑，此不能久留，输泻者也。魄门亦为五脏使，水谷不得久藏。……六腑者，传化物而不藏，故实而不能满也。所以然者，水谷入口则胃实而肠虚，食下则肠实而胃虚。"表明胃肠功能要不停地虚实更替，才能使受纳运化之机生生不息。现代生理研究表明，胃肠道按照自身的运动节律，以及食物的刺激等调节，自上而下且不停地蠕动，以完成消化、吸收和排泄过程。泄泻一证，排便次数频多，大肠主传导、出糟粕，患泄泻虽用药而治，乃逆其自然功能，不仅比较难止，且还有闭门留寇之忧虑。故此泄泻一证多可演变成慢性而经年累月不止。

永无休整，难以忌口：俗话说："吃药不忌嘴，累断先生腿。"形象地表明了吃药治病忌口的重要性。面对泄泻一证，忌口就显得格外重要。《内经》素有"人以水谷为本""五脏者，皆禀气于胃""胃者，水谷之海，六腑之大源也"等论述，表明人以水谷为本，生生不息之机，一天也不能停止进食，而胃肠无一天自身休整之机会，虽然有利于药物进入，但药食混杂，忌口不严，即使是精选良药妙方也难以取效。正如《景岳全书·泄泻》所云："饮食不节，起居不时，以致脾胃受伤，则水反为湿，谷反为滞，精华之气不能输化，乃致合污下降而利泻作矣！"

（2）临床对策及治疗方法：

忌口少吃，胃肠休整：众所周知，人一旦生了病，最起码的常识就是让患者休息，只有充分良好地休息，患者才有可能战胜疾病而达痊愈之目的。可泄泻一证，虽病在大肠，可饮食从入到出，则是一个完整有机的整体过程。如《内经》认为"脾胃者，仓廪之官"，小肠是"受

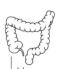

盛之官，变化出焉"，大肠是"传导之官，化物出焉"。同时大小肠和脾胃三焦膀胱，乃为仓廪之本，"化糟粕，转味而入出"（《素问·六节脏象论》）。这说明它们之间是相互依存、相互资生、相互影响的整体，有一器官发生病变，也就必然影响到其他器官。如肠间有病，影响了水液的代谢而湿邪生焉。湿蕴日久而生热，减弱了"转味而出入"的正常运动，带给这一整体系统的病理变化，最显著的就是清气不升，浊阴不降，清浊相混，泄泻成焉。为了防止"阴阳之反作"，忌食辛辣刺激、寒凉冰伏之物且少吃，给脾胃功能以自身休整的机会，也为杜绝助邪之源，使药物充分发挥效能而提供良好的时机。

治从脾胃下病上治："泄泻之本，无不由于脾胃"（《景岳全书·泄泻》）。《内经》指出"湿盛则濡泄"，又说："诸湿肿满，皆属于脾。"由于脾失健运，清浊不分，并走大肠，因泻致虚，因虚易泻，互为因果，所以缠绵难愈，故泄泻一证脾胃虚弱者最为常见。脾虚易致湿邪内生，湿邪久郁，蕴而化热，湿热互结，加之湿性滞腻，留恋难除，且湿热之证有时可能并不显著，此所谓"乖处藏奸"，致使泄泻在辨证论治上久不应手，病情反复，难以根除。此为泄泻一证虚中夹实的特点，况且就临证所见，纯属虚象者较少，纯属实者亦不多见，多为虚实夹杂，或虚多实少，或虚少实多，诚为虚实夹杂之证也。既然为虚实夹杂，针对病机而言，张仲景的半夏泻心汤当为首选，方中半夏、干姜辛温温化寒湿，祛除痰湿，又有黄芩、黄连苦寒泄热，共达辛开苦降之双向调节；扶正健脾则有人参、炙甘草、大枣，助后天之本，为辛开苦降、健脾和胃之法，从而恢复中焦升降，清除肠胃湿热，而达到下病上治之目的。若临证随虚实夹杂情况而随证治之，则更能左右逢源，以进一步提高临证辨证论治疗效。如肠鸣泄泻者，可合用痛泻要方，以泻肝实脾；若脾肾阳虚者，则可合用四神丸以补多于祛邪；若气滞显著者，则可合用枳壳、木香、甘松、砂仁等。泄泻一证"湿"为其主要病理因素。李东垣创用风能胜湿论，并立升阳益胃汤祛风除湿、升阳益胃，颇符合下病上治之理。或问风药何以胜湿？《医宗必读》言："如地上潦泽，风之即干。"表明风能胜湿，湿祛则泄泻自止；再者风药可鼓舞胃气，振奋脾之功能，健运而升清，清升则泄泻自止；其三，还可祛肠中之风，或问何谓肠中有风？"风胜则动"，肠中鸣响是其征，风祛则肠鸣自止，泄泻能停也。从现代医学观点来看，风药尚有抗过敏作用，而慢性泄泻者多与结肠过敏有关，故而效之。升阳益胃汤升阳益胃、祛风除湿，该方由人参、白术、黄芪、黄连、半夏、炙甘草、陈皮、茯苓、泽泻、防风、羌活、独活、柴胡、白芍、生姜、大枣16味药物组成，其法包括李中梓治泻九法的七法，即淡渗、升提、清凉、疏利、甘缓、酸收、燥脾，若再加固涩之品如芡实、五味子，或补肾收涩的补骨脂、益智仁之类，则治泻九法悉备也。该方特别适用于泄泻一证脾胃虚弱，且虚中夹实、虚多实少者。

久病不愈，通中寓补：泄泻一证，其病位在肠腑。大肠为"传导之官"，小肠为"受盛之官"，前者司"变化"，后者主"化物"；一旦肠腑发生病变，必然"变化"无权，"化物"不能，于是曲肠盘旋屈杂之处易形成积滞痰饮浊毒。久之中焦脾胃渐亏，难以运化，积饮痰浊愈甚，或陈积未去，新积又生。循环往复，互为因果。故久病采用诸多方法治疗无效者，必有痰饮浊毒积滞肠腑屈曲盘旋错杂之间。倡导攻邪已病的张从正认为"陈莝去而肠胃洁"，提倡以攻为补，"损有余即是补不足"，而且"下中自有补""不补之中有真补存焉"。且当代名家韦献贵也认为"久泻亦肠间病，肠为腑为阳，腑病多滞多实，故久泻多有滞，滞不除则泻不止"。因此，攻除积滞痰饮浊毒，乃为出奇制胜之法。临证可依据自己的经验而选用甘遂半夏汤、十枣汤、控涎丹等，特别是遍用诸法不效之久泻，临床虽未见甘遂半夏汤证，亦可相机投予，待泻下后再投先前不效之方药，反收速效。且先行攻泻，去其陈莝，推陈出新，实为治久泻之秘钥要着（衣震寰）。其攻下方药甚多，均可相机选用。另外，单味药物如大黄、鸦胆子等也多有良效，特别是鸦胆子一味，清末名医张锡纯慧眼独居，擅用鸦胆子治久病泻痢，临床收效甚佳，可参考而用。

5. 通下法治疗顽固性泄泻

（1）**活血化瘀，行气导滞**：中医"泄泻""肠癖"，其病缠绵久延，且易反复，故为医者决不可拘泥"久病必虚"之说，妄投补药，致"误补益疾"之弊。根据舌脉，辨证为血瘀滞下，"不通则痛"，当活血理气并行，气帅血行，以达"通可去滞"之目的。唐容川曰："瘀血在脏腑经络之间，则周身作痛，以其堵塞气之往来，故凝阻而病，所谓痛则不通也。"王清任曰："逐总提上之瘀血，血活津门无挡，水出泻止。""泻肚日久，百方不效，是总提瘀血过多。"可见瘀血不除，则气难调，以致泄泻久治不愈。故以赤芍、红花、桃仁、牡丹皮等药活血化瘀，川楝子、香附、木香、延胡索等药疏肝理气，气行则血行；白芍、甘草和中缓急；石菖蒲开窍避浊、缓解腹痛，使瘀血除、气机调，则腹泻自止，溃疡愈合。嗣后投以健脾理气之剂调治，以善其后。

（2）**温脏通腑，寒热并作**：顽固泄泻三十一载，其症腹痛即泻，泻后痛减，大便不爽，乃知湿邪留滞肠间，郁而化热，湿热阻滞，气机不畅，腑气不通，"不通则痛"。此时，若不辨其因，妄投补涩之剂，不但湿热之邪，留连不去，病因难除，反会助邪伤正，必犯"虚虚实实"之戒。临证应遵循"六腑以通为用""腑以通为补"之旨，采用温脏通腑之法。用大黄攻积泻热，荡涤肠中积滞；黄连、黄芩泻热解毒、清肠利湿；附子大辛大热，温肾暖脾，助水中之火；配炮姜温运脾阳；焦白术、党参、陈皮等健脾燥湿；防风味辛性温归肝入脾，既能胜湿，又无刚温燥烈加剧肠间病变的不良作用，而且能升举在下之清气，并兼取"风以胜湿"之意。诸药共用，清热通腑，温脾补土，通补共使，寒热并作，相反相成，实得泻，热得清，使气机调和，升降平衡，脾运化、胃受纳功能恢复，药证合拍，多年沉病，终获向愈。

6. 温清并用治疗慢性泄泻

慢性泄泻，临床以腹痛，大便溏薄、次数增多、色黄，夹有泡沫或赤白黏冻，腹痛即泻，泻后痛止，肠鸣漉漉为主要症状。每因受凉、进食生凉或油腻物、精神刺激而加重。其病机为肝脾不调，胃肠湿热内蕴、寒热夹杂，治宜调肝补脾、温清兼施。

7. 温阳解毒法治疗五更泻

基本方为：补骨脂、五味子、益智仁各12g，吴茱萸、肉豆蔻、莲子肉、芡实各14g，木香16g，高良姜、米壳、石榴皮各10g。治疗组则在对照组的基础上加黄连4g，红藤、秦艽、败酱草各9g。

五更泄虽为脾肾阳虚，但不是单纯的虚证，仍为虚中夹实。特别是溃疡性结肠炎，有实质性的病灶存在，故应加用解毒之品。中医认为湿多成五泄。故在其中加用燥湿之品无可非议。本法可缩短疗程，减轻患者的痛苦和经济负担。本法既可温补脾肾以治本，又可解毒燥湿以治标。

8. 相反相成治疗泄泻

（1）温阳与清热：证属脾肾阳虚，运化失司，气滞湿阻而化热；治宜清化温阳法。处方：川黄连6g，白头翁12g，秦皮6g，葛根12g，生姜片5g，防风9g，补骨脂12g，肉豆蔻12g，五味子6g，大枣7枚。服用7剂。复诊，症情略有改善，纳谷不香，泄泻清谷，腹痛喜按，舌苔转薄白，脉沉细无力。热邪已撤，唯湿邪缠绵，治宜健脾化湿、温阳和中。治用炒党参15g，云茯苓12g，焦白术12g，防风9g，补骨脂12g，肉豆蔻12g，五味子6g，炮姜炭6g，大枣7枚。服用14剂。三诊，泄泻日久，肠滑失固，肠鸣即泄，舌苔薄，脉沉细，治宜健脾固涩。治用焦白术12g，白扁豆12g，车前子（包）9g，炙诃子9g，御米壳12g，石榴皮炭15g。

本病例久泻正虚，本虚为脾肾阳虚，标实乃湿郁化热，清热与温阳同用，投葛根芩连汤加四神丸，既取通因通用，又遵虚则补之。方中苦寒药川黄连、白头翁、秦皮，与温阳药补骨脂、肉豆蔻同用，颇为有效。其中防风不仅能升清阳之气，且取其兼有"风以胜湿"之意，用药后初见成效。治疗泄泻，始当推荡，久则温补。温清之法应有所讲究，先清热，继用参苓白术散加四神丸加减，使湿邪得温而化，以温制寒；

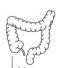

盖百病以脾胃为本，对于泄泻尤要顾护脾胃。方中补骨脂、炮姜炭有温涩之力，伍用辛温之肉豆蔻，既能温脾肾，又可止泄泻，则一举两得。对于脾肾阳虚要用"温之以气"的方法治疗，常用药如党参、白术、补骨脂、防风、炮姜等。在泄泻后期，脾虚肠滑，邪正俱虚，适当配以收敛品，可促其病愈，此时则绝不可用清法。需要指出的是，运用止涩药时，须既无热可消，又无湿可利，身无热象，方可应用。若早投固涩，妄用兜涩，易使邪气留连，反伤正气，故若非邪气已衰者，不宜轻用或早用。

（2）**燥湿与滋润**：证属肝失条达，横逆乘脾，脾失健运，治宜健脾燥湿，柔肝滋润。投以白术、白芍各12g，川黄连6g，葛根12g，制苍术9g，防风9g，广陈皮6g，石斛9g，北沙参12g，吴茱萸6g，广木香6g。

本例为中年妇女，精神抑郁，肝郁气滞，克伐脾土，脾失健运，湿浊下注，泄泻并作，从健脾燥湿，柔肝滋润论治。燥湿用葛根芩连汤加减，滋润用痛泻要方加味。黄连苦寒燥湿，寒胜热，直折心脾之热，引邪外出。用吴茱萸，取其能利大肠壅气。木香辛行气，温和脾，能通利三焦，平肝，使木邪不克脾土；白芍缓急止痛止泻。一寒一热，一阴一阳，有相济之妙。石斛、沙参增液生津厚肠，为"壮水之主，以制阳光"之意。应用燥湿药时，切勿过燥，免伤津液，一般的脾胃虚弱，用党参、白术等。有时则必须用燥药，如热胜湿重者，非黄连、苍术不可；又如脾肾阳虚，须用附子、肉桂复阳。用燥湿药，剂量须适中，应用滋润药，以甘寒滋润为宜，要滋润而不滑肠，不然则适得其反。治疗宜恪守扶正不恋邪，祛邪不伤正之原则。总而言之，泄泻在临床上变化多端，用药时应灵活变通，着眼临证实际，不可偏颇。温阳与清热、燥湿与滋润相反相成，相辅为用，方能提高疗效。

9. 论泄泻治疗四要点

（1）**清热不可过于苦寒**：苦寒太过则伤脾败胃。外感湿热之邪或过食肥甘厚味，湿热内蕴，脾运不健，传化失常，可形成湿热泄泻。既属湿热，当予清化湿热。《会约医镜》云："治泻一法，不可拘泥……

一曰清凉，热淫所至，暴注下迫，宜用苦寒以清之也。"清热药多苦寒，常用黄芩、黄连、黄柏、秦皮、胡黄连等药物。临证选药时，若集诸性寒味苦之药于一方，用量亦大，不但止泻效果不佳，反有损脾胃，使之健运和降功能失常，出现食少纳呆、脘腹胀满、恶心呕吐、少气懒言、四肢倦怠等症，日久影响气血生化还可出现面色萎黄、消瘦等。

（2）**补虚不可纯用甘温**：太甘则生湿困脾。素体不强，病后体弱，或久泻伤正，以致脾胃虚寒，中阳不健，运化无权，清气下陷，水谷糟粕混杂而下形成脾虚泄泻。《景岳全书》云："泄泻之本，无不由于脾胃。"证属脾虚，理当补脾运中。如《会约医镜》在论治泄泻时云："一曰甘缓，泄而趋下，甘为土味，可以缓中，善禁善速也。"补脾之品多为甘味，常用党参、黄芪、山药、白术、扁豆、茯苓、甘草。临证若见脾虚便概投纯甘之品，则药性滋腻，阻碍脾之健运，湿从内生，又进一步困遏脾运，则胸脘痞闷、腹胀纳少、身体困乏、四肢无力等症随之而生。王冰注《素问·五常政大论》说："无毒之药，性虽平和，久而多之，则气有偏胜。"治疗时宜在甘味补虚药中加入木香、砂仁、陈皮等行气运脾之属。

（3）**固涩不宜过早**：太早则留滞余邪。各种原因导致的泄泻，日久不愈，正气受伤，从实转虚，肾虚火衰，不能助脾腐熟水谷，症见滑脱不禁，且腹痛不甚，小便清利，粪质清稀如水或完谷不化。既然责之为正虚，当在补正同时予以固涩，疗效较佳。常用的固涩收敛药有芡实、莲子肉、赤石脂、禹余粮、诃子、肉豆蔻、五味子、罂粟壳等。若外感或伤食泄泻虽经治疗，病程尚短，邪乃未尽，即予固涩之法，则闭门留寇，余邪内滞，以致泄泻反复发作不愈，甚则病邪流注，促生他变。所以临床有急性暴泻不可妄用补涩之戒。即使久泻滑脱不禁，或见大虚大脱时，也不主张单用涩药以固滑脱，只有与补肾运脾药同时运用方能奏效。

（4）**淡渗利水应有度**：太利则津伤阳陷。泄泻病变主脏虽在脾，但病理因素主要为湿，湿者，其性类水，所以利小便亦是泄泻治疗的重要法则。常用的淡渗利水药有猪苓、茯苓、泽泻、薏苡仁、通草、滑石等。若不注重运脾化湿，不予以益气补虚，临证仅以一派淡渗利水药组方施治，

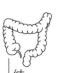
则津液耗伤、气随液脱、阳气内陷，会出现口干多饮、蜷卧神疲、脉细无力甚则脉微欲绝等症。华岫云在注《临证指南医案·湿》时云："其用药总以苦辛寒治湿热，以苦辛温治寒湿，概以淡渗佐之。"这说明在组方时淡渗之品仅佐用之即可。治疗泄泻选配利尿药也应以中病即止为原则，切忌过量，以免耗伤津液正气。久泻证属虚寒者，更忌淡渗太过。

（五）名家治泻

1. 张仲景辨治十法

（1）**风寒表邪泄泻者治以解表升津：**太阳经伤寒，表邪不解内迫大肠或水饮下趋大肠致传导太过、水谷不别而泄泻，因以风寒之邪袭表为主，故治以发汗解表、升津止泄，方用葛根汤散经中之寒邪，使表解泄自止而"逆流挽舟"。

（2）**表里同病泄泻者治以表里双解：**太阳表证之邪内传阳明，邪热蒸迫，病邪入里化热下迫肠道致传导失职而泄泻，治以葛根芩连汤清热止泄，兼以解表。临证热甚者加金银花、连翘助其清热之力，腹痛甚者加木香、白芍缓急止痛，挟食滞者加焦三仙、莱菔子消食导滞。如少阴虚寒泄泻，下利清谷而兼身体烦疼等太阳表证；或太阳伤寒误用攻下，伤及脾肾阳气，病由太阳内传少阴以致阳气衰微、阴寒内盛泄泻者，均当急投四逆汤回阳救逆，待里气充实再以桂枝汤解肌发表、调和营卫。如太阳表证未解而屡用攻法，损伤脾阳则脾胃运化失调，升降反常，清阳不升而表亦不解，导致里寒挟表热泄泻者，仲景称为"协热下利"，此表里同病以太阴里虚寒为主，故治以桂枝人参汤温中解表。

（3）**湿邪泄泻者治以清利小便：**仲景将脾不健运，下焦阳气阻塞，气化不通，湿邪蕴郁肠道所致泄泻而频频矢气者称"气利"，以清利小便为法，通阳化气，分别肠中湿邪，导湿从膀胱而去，湿去气行则泄泻自止，即喻嘉言"急开支河"之本也。仲景于此法后无方，笔者以为可用《伤寒论》五苓散合《局方》平胃散化裁。清利小便法，不仅适用于"气利"实证，临证但见水湿阻于肠胃而泄泻大便稀烂，大便次数增多而小便不利，伴身重胸闷，口不渴，苔滑腻，脉濡者均可辨证用之。

（4）**邪实泄泻者治以攻下祛邪**：张仲景将大柴胡汤和大、小承气汤用于实积中阻泄泻，独具特色。如少阳与阳明合病，症见往来寒热，胸胁或心下痞满，热结旁流而泄泻者，以大柴胡汤和解少阳、通下里实。阳明少阳合病泄泻，脉滑数，乃燥热宿食结于肠胃；少阴病，自利清水色纯清气臭秽，泄而不爽，腹部胀痛拒按，口干舌燥者，为少阴热化、邪并阳明、燥实内结逼迫肠中津液下趋所致；泄泻心腹坚满或谵语，潮热汗出，舌苔黄燥，脉三部皆平或迟滑，为正气未虚而胃肠热结，燥屎食积内结中阻损伤肠胃致传导失职、升降失常而成。实积不去则泄泻不止，故仲景用大、小承气汤通因通用，攻下实热、食积、燥结，去实止泻而存阴。

（5）**脾肾阳衰泄泻者治以温肾固涩**：伤寒病至少阴，泄泻日久或素体脾肾阳衰，不能温养脾胃，固摄无权导致津液失于约束则泄泻水谷不化，滑脱不禁，腹部畏寒，肠鸣腹痛等，治以赤石脂禹余粮汤温肾健脾、固涩止泻。

（6）**阴寒内盛泄泻者治以温里回阳**：寒湿之邪直中脾胃或脾胃阳气不足导致虚寒内盛、脾失温煦而泄泻清谷，腹中冷痛，手足不温，口不渴等，治以温里回阳、散寒救逆，使阴寒消散，脾胃之阳及时恢复，则泄泻可用四逆汤之类。

（7）**中气虚陷泄泻者治以益气升提**：脾胃气虚不固或久泻不止，中气下陷，泄泻滑脱不禁，大便随矢气而出，甚则伴脱肛者，仲景拟诃梨勒散以益气升提、涩肠固脱。

（8）**肝失疏泄泄泻者治以调和肝脾**：少阴病阳气内郁，气机不调，或平素脾胃虚弱，复因忧思恼怒、精神紧张等情志影响，以致肝失疏泄，气机郁滞，木横侮土，脾气受伤则腹痛、泄泻下重，伴胸胁胀闷、嗳气食少，泄泻每因情志变化而发生或加重，仲景以疏肝解郁、调和肝脾为治，以四逆散加薤白主之。临证可加木香、白术、防风、陈皮、茯苓等，增强扶土抑木之力。

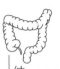

（9）**脾虚寒湿泄泻者治以运脾化湿**：仲景之论太阴病泄泻以脾虚湿证为主，由外感寒湿之邪直犯太阴，或内伤生冷，或三阳经病误治失治损伤脾阳，致运化失司、寒湿内停、脾阳不振、中焦升降失职湿邪下注而成。泄泻清稀而口不渴，腹满食不下而时腹自痛，苔白腻，脉濡缓。

（10）**正气暴虚泄泻者急施以针灸**：张仲景运用灸法治疗泄泻有三，其一，"少阴病吐利……一脉不至者，灸少阴七壮"。是吐泻交作正气暴虚而脉不至，灸少阴经穴以温经复阳；其二，"少阴病下利，脉微涩，呕而汗出，必数更衣，反少者，当温其上，灸之"。是用灸法温阳举陷，俟阳回泄止则阴血可生；其三，"下利，手足厥冷，无脉者，灸之不温；若脉不还，反微喘者，死。少阴负趺阳者，为顺也"。是真阳伤于久泻，内不能行于经脉，外不能行于手足之危候，故急以灸法温之，并以此判断顺逆。

2. 张锡纯治泄泻方药特色

（1）**重养阴护阴，巧用车前怀山药**：张氏认为与其他利湿药相比，车前子不但能利湿止泻，更能滋阴。《名医类案》中即有车前子"利水道，不动真气，水道利，清浊分，谷藏自止矣"。而"山药之性，能滋阴又能利湿，能润滑又能收涩，是以能补肺补肾兼补脾胃。在上能清，在下能固，利小便而止大便"。"二药皆汁浆稠黏，作粥服之，尤能留恋肠胃，是以效也"。但两药又各有偏重：车前子以利为主，滋阴为辅，性猛烈；山药以补为主，淡利为辅，性平和。如所治邻村黄姓媪，大便滑泻，百药不效。予生车前子两半，煮稠粥，顿服之，一服即愈。又独创"薯蓣粥"一方，仅用单味怀山药一斤轧细过罗煮成稠粥治疗阴虚久泻者。"大便滑泄者，多因小便不利，而山药能滋补肾经，使肾阴足，而小便不利，大便自无溏泄之患"。此即"肾主二便"。单刀直入，功专力宏。对于"阴虚肾燥，元精枯涸之小便不利，大便滑泄者"，若拘泥于"分利小水"之法，势必重损阴精，祸乃踵至。山药滋补肾阴，候肾阴足，小便当自利，大便亦无溏泄之患；车前子利小水，兼以滋阴。两药相伍，利水不伤阴，止泄不碍邪，珠联璧合。山药多液而滋阴，滑石通利而性凉，对于此上燥下泄证，"山药与滑石并用，一补大便，一利小便"，拟滋阴清燥汤。方以生山药滋阴为君，臣以滑石清燥热，佐以生白芍滋阴血，"能调肝，又善利小便"；生甘草缓急和中，与山药协力滋补脾阴，斡旋中宫，则上清下滋，小便利，泄泻止。如治天津钱姓幼男，于孟秋得温热兼泄泻，形状瘦弱已极。周身灼热，饮食少许则恶心欲呕。小便不利，大便昼夜十余次，多系稀水，卧不能动，哭泣无声，脉数无力，指纹淡红，已透气关。处滋阴清燥汤煎汤一大盅，分次徐徐温服下，连服二剂，热退泻止，小便亦利，可进饮食。对于暑热乘袭州都，而兼小水不利；暑必挟湿，湿性下趋而三焦决渎无权，终致水土相乱乃作之泄泻，加味天水散治之。

（2）脾胃阴阳俱重，肾泄喜用硫黄：方书中称硫黄有毒，一般较少用于内服，而张氏非常推崇硫黄温肾之功，称之为"温补下焦第一良药"。凡因肾阳虚衰致沉寒痼冷之病，一般温阳药不效者，即可虑用硫黄，且喜用生硫黄——"惟径用生者系愚之创见"。"服制好之熟硫黄，犹不若径服生者，其效更捷。盖硫黄制熟则力减，少服无效，多服又有燥渴之弊，服生硫黄少许，即有效而又无他弊也"。如命火虚衰，脾土当弱，不得腐熟水谷见"黎明腹疼泄泻"，温补脾肾当选四神丸。然"此药病轻者可愈。病重者服之，间或不愈，以其补火之力犹微也。故加花椒、硫黄之大补元阳以助之"，名为加味四神丸。此非画蛇添足之举。

（3）制剂疏方灵活：对泄泻日久"肠滑不固者"，羸弱已甚，胃气戕伤，脾气下陷，用"薯蓣粥"治之，恐力薄势孤，"遂俾用鸡子黄数枚煮熟，取其黄捏碎，调粥中服之"，易名"薯蓣鸡子黄粥"。鸡子黄为血肉有情之品，滋脾胃之阴，润泽肠胃，升清降浊而增固涩之力。

药物熬煮成粥后，黏稠之力更大，有留恋肠胃之功，非汤剂所能胜。故每用山药煮成稠粥，调以白砂糖，甜而不苦，对泄泻患儿最为契合。对哺乳婴儿，则用山药煮汁喂之，治疗泄泻伴胃中不适者，效果较好。治脾胃寒湿泄泻，张氏创制益脾饼。脾为太阴湿土，喜燥恶湿，以健脾燥湿之姜、术与面粉揉制烘烤制成干饼，一则增强燥湿温中之力，二则使用易为患者接受。丸剂则便于长期服用，通过守方巩固而取效。

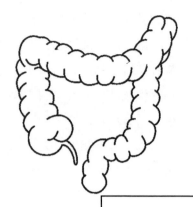

临床篇

一、从结肠炎、直肠炎到低级别炎症结肠炎

（一）结肠炎和直肠炎名称的提出

1. 结肠炎

结肠炎是一种以降结肠、乙状结肠和直肠为发病部位的慢性、反复性、多发性疾病，其发病部位主要为远端结肠，亦可逆行向近端发展，病变一般多在结肠黏膜及黏膜下层，患者常有腹痛、腹泻，偶伴有黏液便及脓血便、里急后重感，甚或大便秘结，数日不能行等临床表现，病情时好时坏，反复发作，缠绵难愈，常规药物治疗后症状可缓解，但停药则极易复发。由于患者消化功能时常紊乱，营养缺乏来源，可有形体瘦削、面色萎黄、体乏无力等伴随症状，严重者甚可出现肠出血、肠穿孔及癌变等其他复杂情况。近年来，慢性结肠炎的发病率逐渐上升，不仅给患者带来了身体和心理的双重伤害，还影响着患者的生活质量，不同程度地降低患者的生活幸福感。因此，如何更好地治疗慢性结肠炎，造福患者，已成为一个值得消化病学界探讨的极其有意义的热点问题。

根据结肠炎的病理表现，通常将其分为溃疡性、非溃疡性和糜烂性三种，分型不同，其治疗也会有所不同，但目前而言，西医常规治疗中

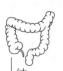

差异性并不明显，仍以抗炎杀菌、缓解腹痛及止泻为主要目的。本病在中医学中属于"泄泻"范畴，一直以来都是较为常见的消化系统病症，其主要病机为湿热蕴结肠道及脾胃功能失调。

2.直肠炎

直肠炎是一种以直肠黏膜和黏膜下层浸润为主的直肠慢性炎症，属于广义炎症性肠病的范畴，是区别于溃疡性结肠炎和克罗恩病的一种炎症性肠病。部分学者将其命名为未确定型结肠炎。其临床表现及肠镜表现均较前两种轻，为肛肠疾病中常见且较为难治的一种疾病。流行病学调查显示，慢性直肠炎在我国可发生于各类人群，无明显地域性差异；其主要临床表现为慢性腹泻或腹泻与便秘交替，黏液便，肛门坠胀，便意频繁等，其诊断主要依据病史、症状、专科检查、结肠镜及实验室检查等各项辅助检查。近年来慢性直肠炎的发病率呈上升趋势，不同程度地影响着人们的生活质量，越来越引起人们的重视。

直肠炎患者常以大便次数增多伴轻度下腹痛为主诉，有的有黏液便或黏液血便，甚至大量便血。直肠炎的诊断与鉴别主要依赖结、直肠镜检查，其内镜可见黏膜充血、水肿、糜烂，弥漫性炎症累积者黏膜可见小溃疡，黏膜炎症多呈连续性。根据其临床表现可归属于祖国医学的"腹痛""泄泻""肠风""便血"等范畴，其病因多为感受外邪、饮食所伤、七情不和、脏腑虚弱等。中医学认为本病性质多属于"本虚标实"，初起多由于饮食不节、感受外邪或情志所伤，致脾胃运化失常，脾虚不能运化水湿，从而湿热内生，久病及肾，致脾肾两虚。本病容易被忽视，病情常迁延不愈，属于难治性疾病，严重影响患者的生活质量。

（二）低级别炎症结肠炎概念的提出

上述结肠炎与直肠炎的临床症状与镜下表现具有一定的特殊性，韩捷教授（本书主编。——编者注）将此类疾病命名为"低级别炎症结肠炎"。

1. 低级别炎症结肠炎的概念

低级别炎症结肠炎是一种以腹泻、腹痛、大便黏腻不爽、里急后重等为主要临床表现的结肠黏膜慢性炎症性肠病，其电子结肠镜下表现为黏膜的充血、水肿、糜烂、血管纹理欠清晰，镜下表现既不同于肠易激综合征的"未见明显异常"，亦不同于溃疡性结肠炎有典型的溃疡等表现，其肠镜表现介于肠易激综合征及溃疡性结肠炎之间，即介于功能性疾病及器质性疾病之间，因此，韩捷教授将该类疾病命名为"低级别炎症结肠炎"。临床中本病以大便黏腻不爽为特点，腹泻型最为多见。

2. 低级别炎症结肠炎与肠易激综合征、炎症性肠病的区别

溃疡性结肠炎主要表现为脓血便，病理表现主要为隐窝脓肿等，低级别炎症结肠炎以腹泻、大便黏腻不爽为主，无脓血便；同时溃疡性结肠炎除了肠道局部表现外，还有诸如低至中度发热、贫血等全身表现及结节性红斑、外周关节炎、虹膜炎等肠外表现，而低级别炎症结肠炎则无上述表现。本病与肠易激综合征也有所不同：肠易激综合征的诊断，首先应在详细采集病史和进行体格检查的基础上有针对性地选择辅助检查，排除器质性疾病及代谢异常，明确肠易激综合征（IBS）的诊断，而低级别炎症结肠炎肠镜表现为充血、水肿，轻度糜烂，存在肠道黏膜的不完整性，是存在低级别炎症的，是不属于肠易激综合征表现出的功能性疾病范畴。

3. 脾虚湿热是低级别炎症结肠炎的主要病机

低级别炎症结肠炎没有完全对应的病名，本病属中医学"泄泻""肠风"等范畴。韩捷教授认为本病病机符合脾虚湿热的理论，其发病遵循湿热内蕴大肠—脾虚湿热—脾肾亏虚三个阶段的机制。低级别炎症结肠炎发病机制是邪伏肠道，寒伏热壅，痰瘀互结，气血壅滞，影响肠道吸收和传导功能。

（1）湿热蕴遏，肠失传导之职： 低级别炎症结肠炎发病或由暑热

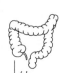

之邪侵袭人体，尤其是湿邪，损伤脾胃，造成中焦升降失常，清浊不分，混杂而下，发为本病；或过食肥甘厚味，伤脾滞胃，水谷精微不化，酿湿生热，壅滞肠道，以致损伤肠络而为病。如《景岳全书·泄泻》云："若饮食失节，起居不时，以致脾胃受伤，则水反为湿，谷反为滞，精华之气不能输化，乃致合污下降而泻痢作矣。"

（2）**脾虚积热，滋补尤辅消导**：唐容川《血证论·男女异同论》云："脾阴不足，水谷仍不化也。"脾阴不足之久泻临床常见。《素问·六节藏象论》曰："脾胃大肠小肠三焦膀胱者，仓廪之本，营之居也。"朱丹溪《格致余论·鼓胀论》云："脾土之阴受伤，转输之官失职。"如患者便质溏涩、纳呆、神色疲惫、口舌干燥、形体消瘦、舌红少苔、脉细数，应治从养脾滋阴，但郁热积滞往往伴随其间，应注意辅以消导。

（3）**火衰滞积，温补毋忘消通**：肾阳不足为主证之久泻，若仅从温肾敛泻着手，往往疗效不佳。此类患者临床多见畏寒肢冷、泄泻不止、脘腹闷胀、泻后得减、口气臭秽、舌淡胖苔薄白或略厚、脉沉弦。此多因命门火衰，伤及中土，日久胃失传导，故继见食滞胃肠之象。治疗不仅要补火，更要着眼于消导。

（4）**阴损菀郁，滋填必佐清泄**：若久泻久而失治，迁延不愈，伤津耗液，"久病及肾，往往会累及肾阴，而成肾阴亏虚之泄泻"。《医述·泻》云："元阴不足而泄泻者，名曰肾泻。"久病则瘀，久泻难免会耗气动血，气血失调则易成瘀，瘀可阻津，进而生痰，痰瘀互结，迁延难愈，久而化热，于是菀郁壅遏，化为热毒，伤损肠腑。《景岳全书》云："泄泻之本无不在乎脾胃"，"凡里急后重者，病在广肠最下之处，而其病本则不在广肠，而在脾肾。"江苏省名老中医朱建华教授认为，慢性结肠炎病位在大肠，病机为脾虚湿热，兼及肝胃肺肾，主要病因是脾虚湿毒，因虚致实，因虚致瘀，毒邪深伏，胶结经络，肠络受损，滞气为病。

二、根据古方衍化的治疗低级别炎症结肠炎的常用方

（一）参苓白术散类方

1. 参苓白术散

该方源自《太平惠民和剂局方》，功效：益气健脾，渗湿止泻；主治：脾胃虚弱，食少便溏，或泻或吐，四肢乏力，形体消瘦，胸脘闷胀，面色萎黄，舌苔白、舌质淡，脉细缓或虚缓。

2. 补肾健脾舒肝汤

山药15～30g，补骨脂15～30g，莲子15～30g，五味子10～15g，黄芪15～30g，白术15～40g，炒白芍15～30g，当归10～15g，桂枝6～10g，柴胡10～15g，炒防风6～10g，生麦芽15～30g。

加减：泄泻用焦白术；便秘用生白术；气虚甚则加炒扁豆；阳虚甚则加制附子、仙茅、煨肉蔻；泄泻甚加煨诃子、乌梅；久泻脾虚下陷加升麻；脘腹痞满加炒枳壳；腹胀痛加煨木香、延胡索；挟湿热加败酱草、黄连；大便黏液多加炒苍术；消化不良加鸡内金；便秘甚加生首乌、黑芝麻；失眠重合合欢花、夜交藤；焦虑不安加生龙骨、生牡蛎。

本方来源于古方参苓白术散。常用于中医的泄泻、腹痛、便秘等

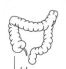

疾病。此类疾病一般认为与情志失调、思虑劳倦关系最为密切。肝主疏泄，郁怒忧愁过度，可致肝失条达；脾主运化，思虑劳倦最易伤脾；肝脾功能失调则气机不畅，运化失常，大肠传导失司，则表现为腹泻、腹痛、便秘等诸多症状。故临床治疗早期多用疏肝健脾之剂，虽暂取效，但肝体受伐则更弱，更不能胜任疏泄之职而使病情反复，至后期累及肾脏，至此时方知补肾，然病已迁延。殊不知，肾为胃之关，职司二便，肾虚关门不利则致便泄；肝为肾之子，肝木过弱亦不能疏脾土。补肾可强肝，肝强则能疏泄自如，郁滞无由；肾中元阳壮旺又可温煦脾土，使脾气健旺，任思虑劳倦而脾不伤；同时脾运正常又能化生精微培补先天，肝脾肾三脏可相互滋培而生生不息，若佐些许疏调肝气之品，则补虚而不壅滞，调气而不伤正，气机无不畅达，脏腑功能自正常。补肾健脾舒肝汤中补骨脂温肾健脾，山药、莲子益肾健脾，五味子滋肾收敛，共用则培补脾肾。黄芪、白术补脾益气，甘草调和脾胃，使中土健旺，不惧肝木之克伐；配以当归、白芍养血柔肝，桂枝、柴胡、防风疏调肝气；生麦芽健胃助消化，兼调肝气，共使肝、脾、肾无虚又无滞，协调气机运行。且莲子、五味子均能养心安神，使患者神定眠安，气血和畅，更助病情尽快恢复。诸药合用达到了补肾健脾疏肝的目的，故能胜任情志、饮食和其他诸多因素的影响而无病。同时，若按摩神阙穴辅之，则补肾培元，固涩助运之功更甚。

3. 化湿止泻汤

藿香6g，茯苓12g，白术7g，川厚朴5g，砂仁2g，扁豆8g，山药8g，川黄连3g，乌梅10g。

加减： 若呕吐加半夏6g、苏叶6g；食滞加山楂8g；气阴两虚加西洋参8g。

本方来源于古方参苓白术散。脾胃虚弱之人，感受外邪、内伤饮食或七情所伤均可致脾胃运化功能失调而发生泄泻。因胃主腐熟水谷，脾主运化精微，若脾胃受病则饮食入胃，水谷不化，精微不布，合污而下成泄泻，故《景岳全书·泄泻》说："泄泻之本，无不由于脾胃。盖胃为水谷之海，而脾主运化，使脾健胃和，则水谷腐熟，而化气化血，以行营卫。若饮食失节，起居不时，以致脾胃受伤则水反为湿，谷反为滞，精华之气，不能输化，乃致合污下降，而泻痢作矣。"

临床上常根据粪便性状与症状表现，分辨寒热，审查虚实。如暴泻、腹部胀痛多属实；便稀如水、粪色淡黄、臭味不甚者多属寒；舌苔厚腻则多归于湿滞。若泻痢属脾虚湿滞，则本方尤为适宜。方中藿香芳香化湿；茯苓、扁豆、白术、山药健脾化湿；砂仁、川厚朴理气和胃；乌梅益胃生津；黄连清胃肠内蕴之湿热。全方共奏健脾化湿之功。

4. 山药汤

生山药、炒山药、山茱萸、芡实各18g，麦冬、白术、牡蛎、莲子肉各15g，砂仁、陈皮各6g。

加减：若气虚加党参；脾阴虚加炮姜、桂枝；肾阳虚加补骨脂；腹痛加延胡索；脓血、黏液便加白头翁、马齿苋。

本方来源于古方参苓白术散。脾虚泄泻一证，为脾不健运，多责之脾阳虚。脾的生理功能需脾阴和脾阳协同完成，缺一不可。脾主运化，多指脾阳的作用，但必须有脾阴的参与，二者相辅相成。《血证论》指出："脾阳不足，水谷不化；脾阴不足，水谷仍不化也。譬如釜中煮饭，釜底无火不熟，釜中无水固不熟也。"若脾阴虚，运化失司，则可见神疲乏力，面色无华，口燥咽干，不思饮食，食后腹胀，大便泄泻或大便不调，舌质红，苔黄腻或白厚，脉细或细数或细弦等证候。治宜滋脾助运止泻。本方选用生山药、麦冬、莲子肉清养脾阴；炒山药、芡实、山茱萸、牡蛎滋阴收敛止泻；白术、砂仁、陈皮健脾助运。诸药合用，滋养脾阴，助运化湿，健脾止泻，共奏脾胃运化之功。

5. 调肝扶脾益肾汤

党参、薏苡仁、茯苓各25g，炒白术、白芍各15g，陈皮、苍术、山药、补骨脂、柴胡、乌梅各10g，炙甘草、吴茱萸各6g。

加减：若久泻不止、肛门下坠者加黄芪30g；痰湿重者加半夏12g、木香10g；兼郁热者加黄连10g、蒲公英10g；腹痛甚者加川楝子10g、延胡索10g；腹胀甚者加木香10g、厚朴8g。

本方来源于古方参苓白术散。结肠炎属中医学"泄泻"范畴。其主要病位在脾、胃、大肠，同时与肝肾密切相关。张景岳在《景岳全书》中指出"泄泻之因，无不由于脾胃"。脾主运化、升清，胃主受纳、降浊。如饮食不节、劳倦内伤致脾胃受损或素有脾胃虚弱，不能受纳水谷和运化精微，则水谷停滞，清浊不分，混杂而下，遂成泄泻。由此，泄泻主要责之于脾胃。然"肾为胃关，开窍于二阴、职司二便"。若迁延不愈，必久及于肾，如脾胃受损日久致脾阳不足，从而影响肾阳，致脾肾阳虚而见泄泻不止，晨起时较甚。除此之外，本病还与精神紧张、情志失调密切相关，因肝主疏泄，调节情志活动，且调畅脏腑气机助脾胃运化，若肝气郁结，肝失疏泄，肝木乘脾，脾失健运，则易发本病。故在治疗上，除关键的健脾益气之外，还应兼以温肾助阳，疏肝理气。本方中党参、白术、茯苓、炙甘草益气健脾；薏苡仁、苍术、山药健脾除湿；补骨脂、吴茱萸温助肾阳，温中止泻；柴胡疏肝解郁，升阳止泻；白芍柔肝缓肝，缓急止痛；陈皮理气燥湿，消滞除胀；乌梅敛肝补肝，涩肠止泻。诸药合用，脾气得健，肾阳得温，肝气得疏，泄泻自止。随症加减，疗效较好。

6. 养脾滋阴汤

党参、白术各15g，茯苓、白芍、泽泻、山药、薏苡仁、太子参、石斛、甘草各10g，沉香5g。

加减：若偏于肾阳虚加肉桂5g；偏于脾阳虚加桂枝10g；腹痛甚者加木香6g、厚朴10g；滑脱不禁者加乌梅10g、五味子15g；偏于气虚者加黄芪20g、升麻15g。

本方来源于古方参苓白术散。医学认为本病与脾虚的关系最为密切，脾虚失运，水谷不化精微，湿浊内生，谷反为滞，水反为湿，混杂而下，并走大肠而为泄泻。历来对慢性泄泻多责之脾阳不振，而论及脾阴不足的则很少。治疗上多选调中益气、温补脾肾等法，而无养阴止泻之用。然临床确有久泻致脾阴暗伤之证，即"阳损及阴、无阳则阴无以化"之理。因此，在治疗上，若墨守成规，认为久泻者皆属脾肾阳虚，而妄投附桂炮姜之类，则更耗津液以致虚者更虚。因此若临床见形体消瘦、舌苔光剥、脉小数无力、小便短赤、大便如涕、虚坐努责、腹不痛、口干不引饮等脾阴暗耗之征，应酌情选用养脾滋阴汤。方中四君子健脾益气，扶正祛邪；白芍、泽泻、太子参、石斛滋阴养脾；山药、薏苡仁利湿健脾；沉香降气止痛。诸药配伍，相得益彰，共奏健脾益气、利湿止泻、养脾滋阴之功。

7. 止泻汤方

党参15g，云苓20g，炒白术、炒扁豆、白芍各12g，陈皮9g，怀山药30g，防风9g，黄芪15g，炙甘草6g。

加减：脾虚湿盛型，上方加干姜、莲子、车前子；肝气乘脾型，上方去白术，加柴胡、枳壳、川楝子；脾肾阳虚型，上方加干姜、熟附子、补骨脂，其中滑脱不禁者加炒米壳、煨诃子；湿热偏盛型，上方去白术、黄芪，加黄芩、黄连、葛根。

本方来源于古方参苓白术散。《素问·阴阳应象大论篇》说："清气在下，则生飧泄"，"湿胜则濡泄"。《景岳全书·泄泻》谓："泄泻之本，无不由于脾胃。"说明脾虚湿盛是本病发生的根本病机。止泻汤中党参、黄芪、山药、甘草补脾益气，白术、扁豆、陈皮、防风健脾化湿，白芍养血缓急止痛，诸药合用，补其虚、除其湿、调其气、止其痛，则诸症自除。另外，还要根据不同证型进行加减用药，才能取得较好疗效。此外，慢性泄泻是一种慢性病，在临床治疗中，必须注意守方续进，不宜更方过多，否则会影响疗效；也不可停药过早，以致病情反复，延长治疗时间。对于此病，还宜在症状消失之后，继服一些调补脾胃的丸药如参苓白术丸、补中益气丸、四神丸等巩固疗效，防止复发。

临床篇

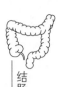
（二）四君子汤、六君子汤类方

1. 当归芍药散合四君子汤

炒当归、炒白芍、炒白术、泽泻各12g，白茯苓、炒党参各15g，川芎9g，炙甘草6g。

加减：腹痛加木香；呕逆加丁香、吴茱萸；久泻不止加诃子、赤石脂。

2. 香砂六君子汤加减

广木香15g，砂仁12g，半夏、橘皮、茯苓各18g，炙甘草6g，党参、炒白术各20g。

加减：发热伴表寒者加荆芥、防风、白芷、苍术；发热伴舌苔黄厚腻者加荷叶、葛根、姜汁炒黄连；伤食伴呕吐者加山楂、神曲、莱菔子、青皮；腹胀者加柴胡、小茴香、防风；小便清长、四肢不温者加附片、炮姜。有脱水象者根据脱水程度给予口服补液或静脉补液。

脾伤湿胜，脾失健运，故治疗常以运脾除湿为基本原则。香砂六君子汤中党参、白术、甘草健脾益气燥湿，茯苓渗湿健脾，木香、半夏、橘皮理气健脾，砂仁化湿醒脾。诸药合用，虚实兼顾，升降相协，顺脾胃之性，恰合病机。

3. 口服补液汤

党参10g，白术5g，茯苓8g，藿香5g，甘草3g，麦芽8g，砂仁（后下）2g。

加减：脾虚、脾肾阳虚型加金樱子5g，益智仁5g；湿热型加白头翁5g，葛根8g；食滞型加神曲5g。

本方来源于古方四君子汤。常用于小儿泄泻，因其形气未充，阴阳稚弱，患病之后传变迅速，既易伤阴又易伤阳，如果泄泻次数频多或量多均易引起津液枯竭，甚至气陷虚脱，若不及时救治，可导致死亡。这一阶段，中医认为"存津液，益气血"最为关键。本方采用中药口服补液，方中党参、白术、茯苓、甘草、麦芽健脾胃；藿香、砂仁化浊止泄泻。诸药合用，共奏健脾止泄泻和补液之功。

4. 参草止泻汤

红参、白术各3~12g，车前草9~40g，防风3~10g。

加减： 腹痛加炒白芍3~12g，木香、甘草各2~9g；呕吐加姜半夏3~10g，砂仁2~6g；感受风邪加葛根3~12g；积滞不化加山楂、炒六曲3~12g，炒麦芽5~20g；脾虚久泻加山药5~20g，肉豆蔻3~15g。

本方来源于古方四君子汤。红参健脾益气；炒白术健脾燥湿，使湿从内去；车前草利水渗湿，使湿从小便而去；防风祛风胜湿，调畅气机。

5. 健脾泻热方

党参30g，白术、茯苓、怀山药各15g，木香、黄柏、白芍、地榆、炒槐角、诃子各10g，罂粟壳6g。

加减： 若湿热内盛者加白头翁、秦皮；气滞血瘀者加丹参、赤芍；饮食积滞者加炒鸡内金、焦三仙。

本方来源于古方四君子汤。常用于放射性直肠损伤病症的治疗，此类疾病属中医学"泄泻""便血""肠癖""痢疾"等范畴。由于肿瘤患者多正气不足，脾胃虚弱，且放疗多暴热，故常具有"火热毒邪"致病的特点，热毒蕴于肠道，梗阻脉络，湿热下注，而见泄泻、腹痛、里急后重等症。治以健脾益气、清热解毒、除湿为主。方中党参、茯苓、白术、怀山药健脾益气，黄柏清热解毒燥湿，诃子涩肠止泻。现代药理研究表明，地榆有抗炎和抗癌解毒作用，罂粟壳有解痉之功效。以上诸药合用，标本兼治，攻补同施，可使脾胃调和，清升浊降，泄泻得止。

6. 诃苓汤

茯苓10g，白术10g，诃子10g，苍术5g，乌梅5g，神曲5g，薏苡仁

10g，山药5g，扁豆5g，党参5g，白屈菜10g。

加减：若舌苔厚腻、色白或微黄，脉象滑实，指纹紫滞，脘腹胀满痛甚者，加厚朴、木香、白芍理气止痛；呕吐甚者，加藿香、生姜和中止呕；若舌淡苔白，脉浮紧，指纹淡红，痛则喜按，加藿香、白芷疏风散寒、理气化湿；若小便短赤、面黄唇红、舌质红、苔黄质腻、指纹紫滞，加厚朴、黄芩、黄连化湿浊；若面黄、唇淡、苔白厚腻、指纹淡，加桂枝温阳散寒化气，祛腹中寒邪。

诃苓汤组成来源于古方四君子汤。以党参、茯苓、白术为主药益气健脾，辅以山药、白扁豆、薏苡仁等增健脾益气之力；乌梅、白屈菜涩肠止痛、止泻；神曲消食和胃，化水谷宿食，散积滞而健脾暖胃；苍术燥湿运脾；诃子苦涩降敛。现代研究证明，诃子含有大量鞣质，有很强的收涩作用，是治疗泄泻久泻不止的良药。诸药合用，除其湿，补其虚，行其滞，调其气，脾虚得运，运化得司，湿必除，而泻必止，从而达到治疗目的。

7. 六君四逆马地汤加减

党参15g，白术、茯苓、制半夏、柴胡、白芍、枳壳各10g，炙甘草、陈皮各6g，马齿苋30g，香附20g。

加减：腹痛欲泻，便前腹痛，加防风；泄泻兼后重，加槟榔；大便黏液多，加苍术；大便稀薄甚，加赤石脂、干姜、石榴皮；大便秘结，加大黄、瓜蒌仁或火麻仁；肾阳虚，加淫羊藿、附子；湿盛苔厚腻，加苍术、薏苡仁、石菖蒲；湿热重，加黄连、活血丹；泛酸，加左金丸；失眠多虑，加夜交藤、合欢皮。

本方来源于古方六君子汤合四逆散加减。根据我们多年的临床观察，结肠炎病理机制多为情志失调，郁怒伤肝，克犯脾土，而致肝郁脾虚、水湿不化，日久湿郁化热，而成虚实夹杂之候。以脾胃虚弱为本，肝郁湿滞为标。《医方考》云："泻责之脾，痛责之肝，肝责之实，脾责之虚，脾虚肝实，故令痛泻。"故用六君子汤健脾化湿以治本；四逆散合香附疏肝理气开郁，马齿苋清热解毒治其标。诸药合用，补中寓疏，调和气机，化湿消滞，共奏佳效。

（三）葛根芩连汤类方

1. 葛根芩连汤

葛根（煨）15g，黄连9g，甘草6g，黄芩9g。

《素问·阴阳应象大论》云："清气在下，则生飧泄"，"湿胜则濡泄。"《素问·举痛论》指出："寒邪客于小肠，小肠不得成聚，故后泄腹痛矣。"《素问·至真要大论》曰："累注下通，皆属于热矣。……澄澈清冷，皆属于寒。"以上说明了湿、热、寒皆能引起泄泻。《景岳全书·泄泻》曰："泄泻之暴病者，或为饮食所伤，或为时气所犯，无不由于口腹，必各有所因。"《张聿青医案·泄泻》指出："上则嗳噫，下则便泄，厥气不和，克制脾土。"说明本证多由于外邪未解，内蕴湿热，脾胃损伤所致。方中重用煨粉葛为君药既清热解表，又升发脾胃清阳之气而治下利（葛根用面裹煨后止泻之力更著）；配苦寒之黄芩、黄连为臣药，其性寒清胃肠之热，味苦燥胃肠之湿；甘草甘缓和中，调和诸药。如此则表解里和，身热下利诸症可愈。

2. 清肠煎

葛根40g，地锦草100g，藿香30g，车前草60g。

方选葛根芩连汤之首药葛根以解肌清热，升清阳而止下利；以地锦草取代苦寒之芩连清热化湿解毒；辅以藿香正气散之主药藿香，既芳香化湿，和中止呕；又助葛根加强解表退热之力；加以车前草利小便以实大便。诸药合用，使邪从表解，里滞亦通，共奏清热利湿止泻之效。

3. 参芩汤

药用党参、煨葛根、黄芩炭、茯苓、炒扁豆、炒薏苡仁、车前子、山楂炭、炮姜炭等，主要功效是清热利湿、扶正止泻。

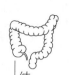
本方由葛根芩连汤及七味白术散两方化裁而成。《古今医统》指出："泄泻及脾胃专病，凡饮食寒热之三者不调，此为内因，必致泄泻。又经所论春伤风，夏飧泄，夏伤暑，秋伤湿，皆为外因，亦致泄泻。"本方所治泄泻，一般发病急，病程短，病势急剧时则高热弛张，下利无度，往往在一两天内出现目窝内陷、精神萎靡、燥热唇干等失水症状，治疗不当会危及生命。临床表现以身热不解，泄泻频繁，大便如水或伴呕吐腹痛为特征。以大便镜检有无红细胞、脓细胞为水土不适腹泻与痢疾的鉴别要点。治疗应以清而毋凝，消而毋伐，补而毋滞为原则。参苓汤方中以党参补气扶正，葛根清热解表、生津止泻，黄芩、黄连苦寒清热燥湿，扁豆解暑化湿健脾，茯苓、薏苡仁健脾利水，车前子分利水湿，山楂消导肠胃积食，并使党参补而不滞，炮姜温脾止泻并具有反佐之妙。诸药合用，共奏清热利湿、扶正祛邪之功，使邪热清、水谷分而泄泻止。

（四）痛泻要方类方

1. 痛泻要方

慢性结肠炎多慢性迁延，反复发作，以致患者出现便溏、面色萎黄、乏力等脾虚诸症，脾虚运化无力，痰湿蕴结肠道而排便不畅。病机为痰湿郁滞，肝气郁结。久之，患者呈现肝脾不调诸症。治宜疏肝理脾，清热止泻。处方：陈皮15g，白芍15g，白术20g，防风15g，金银花20g，葛根20g，甘草6g，桔梗15g。

慢性结肠炎，病因不同，病机不详，尚无特效疗法。病变主要责之于大肠和脾。多因饮食、感染、情绪诱发而加重。笔者认为，脾虚是本病的病理基础，脾虚日久，气机失运，肝失条达，更犯脾土，故脾失健运是本病的本质。慢性结肠炎属祖国医学"泄泻""痢疾""肠风"等范畴，"治泻之本无不由脾胃"。《医方考》云："泻责之于脾，痛责之于肝，肝责之实，脾查虚，脾虚肝实，故令痛泻。"故治疗本病用痛泻要方加味。防风味辛而甘香，气味俱轻，辛能疏肝，风能胜湿，香可舒脾，令阳升阴降，气机转运自如；白芍柔肝缓急止痛，令肝阴复，木气得伸，疏泄有权；白术健脾除湿；陈皮疏肝理气燥湿；葛根升阳止泻；金银花清热解毒止泻；桔梗理气；甘草调和诸药，引阳气上升。上药合用，共奏疏肝理脾止泻之功效，故临床取得较为满意的疗效。

2. 加味术芍饮加减

炒白术30g，炒白芍、陈皮、防风、乌药、延胡索各10g，桔梗6g，升麻5g。

加减： 泄泻者，加炙黄芪20~30g，吴茱萸、五味子各5g，乌梅10g；便秘者，加瓜蒌仁20g，杏仁、槟榔各10g，麻仁15g。

本方来源于古方痛泻要方。结肠炎属中医学"泄泻"或"便秘"等范畴。中医认为本病乃脾虚肝实所致。脾虚易为肝木侮克，气机壅滞，升降失常，故致便秘或腹泻。本方重用白术健脾补虚，白芍柔肝，陈皮理气，防风散肝舒脾，延胡索、乌药理气止痛，桔梗开肺气以降浊气，升麻以升清阳，清阳升则浊阴自降，故泄泻可止，便秘可通。久泻者加黄芪以加强益气升阳之功，乌梅、五味子涩肠止泻，吴茱萸散寒止痛；便秘者可加用瓜蒌仁、火麻仁润肠通便，杏仁降气润肠，槟榔行气通腑。综观全方标本兼治，具有健脾调肝理气之功，临床用于肠易激综合征效果甚佳。

3. 理肠方

防风12g，白芍15g，炒白术10g，陈皮10g，木香10g，黄连5g，鬼针草20g，芡实12g，柴胡10g，茯苓15g，甘草5g。

加减： 若脾虚者加党参；湿热者加黄芩、葛根。

脾的运化功能有赖于肝的疏泄，肝的疏泄功能正常，则脾的运化功能健旺。脾胃虚弱，复因忧思恼怒，肝气郁结，横逆乘脾，运化失常，湿从内生，气滞不行，日久化热，传化失常，发生泄泻。本病主要责之于肝、脾二脏。吴琨曰："泻责之脾，痛责之肝，肝责之实，脾责

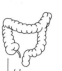

之虚，脾虚肝实，故令痛泻。"虚、滞、湿、热为本病的病理变化。治疗上以疏肝理气健脾，佐以清热利湿为基本治则。据此拟理肠方治疗本病，收到较好疗效。

理肠方来源于古方痛泻要方。主要由疏肝理气、益气健脾及清热燥湿药组成。方中柴胡、白芍、木香疏肝理气止痛；防风散肝疏脾；炒白术、茯苓、陈皮、芡实、甘草益气健脾泻湿；配黄连、鬼针草取其燥湿清热之功效。现代研究表明，健脾化湿中药可能具有通过降低胃泌素，抑制或减弱结肠的运动，从而起到改善结肠炎症状的作用。疏肝健脾药对异常的一氧化氮有明显的调节作用，使过低的一氧化氮水平明显升高，从而可以延长食物、水、电解质在肠道内的运转时间，升高肠易激综合征患者的痛阈值，起到明显的治疗作用。因此，理肠方在腹泻型肠易激综合征治疗中疗效满意，无不良反应。

4. 术芍红藤汤

酒炒白芍12g，陈皮15g，炒白术10g，防风9g，木香10g，红藤30g，炒黄芩9g。

方中前四味乃痛泻要方之义，可以"泻肝木而补脾土，调气机而止痛泻"；红藤理气散结，清利肠道；黄芩清热解毒，小剂量尚有苦寒燥湿健脾作用；木香理气醒脾。由于慢性肠炎、慢性结肠炎的慢性泄泻临床症候表现有所不同，所以在具体诊治时还应因人制宜，随症加减。如胁胀者，加柴胡、郁金、枳实等疏肝理气；夹湿者，加苍术、川厚朴、茯苓健脾利湿；热甚者，加金银花、黄连清热解表；腹痛甚者，加炒延胡索理气止痛，并加重白芍剂量，以缓急止痛；脾胃气虚者，加党参、扁豆、甘草健脾补中益气；呕恶者，加制半夏、茯苓和胃降逆；病及于肾而致肾阳虚者，可加补骨脂、肉桂补火暖土止泻。

术芍红藤汤乃痛泻要方加味而成，治疗慢性结肠炎等慢性泄泻，辨证属肝旺脾弱、肝脾不和、脾运失常所致者，其效确实。但因慢性肠炎、慢性结肠炎皆属慢性疾病，一般来说病根较深，体质较虚，药后恐一时难以奏效，因此，必须使患者树立信心，坚持较长时间服药。服用本方后若泄泻之症逐渐好转，可继服香砂六君丸或参苓白术丸之类调理脾胃，以善其后，对于肝郁气滞的患者在症状控制后可予逍遥丸调和肝脾，巩固疗效。白芍有泻肝缓急止痛的作用，故用量宜大，一般可用12～18g，若腹痛甚者，可加至18～24g，止痛效果较好；对于大便夹有黏液或大便化验有白细胞、脓细胞的慢性结肠炎患者，配合红藤、黄芩尤属必要。

（五）四神丸类方

1. 四神丸

最早载于《证治准绳》，具有温肾、暖脾、止泻的功效，用治五更泄泻、不思饮食或久泻不愈、腹痛、腰酸肢冷、神疲乏力等病症；由肉豆蔻、补骨脂、五味子、吴茱萸等组成。

（1）**治疗慢性腹泻**：慢性腹泻是临床常见病症之一，其病因繁杂，多因脏腑功能失调所致，脾虚是其重要因素，但久泻及肾亦不容忽视。慢性腹泻在治疗上亦缺乏有效方法。周氏用四神丸加味治疗脾肾阳虚型（虚寒证）慢性腹泻。症见腹泻或脓血便，或黏液便，或稀溏便，伴有纳差腹胀、肠鸣、畏寒怕冷、疲困无力、腰膝酸软，舌淡苔白，脉沉细弱。用补骨脂、吴茱萸、肉豆蔻、五味子、白术、肉桂、附片、干姜、焦三仙各10g，黄芪、枳壳各30g，党参20g，以温肾散寒、理气健脾、涩肠止泻。

（2）**治疗非特异性结肠炎**：用四神丸加减治疗非特异性结肠炎分重、轻、缓三型，常分期治疗。重型：药用四神丸加减，初期药用吴茱萸、五味子、附子各10g，补骨脂30g，炮姜5g，大黄12g，厚朴15g；中期加黄柏12g，苍术、黄连各15g；后期用诃子肉10g，罂粟壳10g。轻型：初期去肉豆蔻，加大黄10g；中期加黄柏15g，苍术20g。缓和型：初期去肉豆蔻，加厚朴15g；中期加苍术15g。

（3）**治疗结肠炎**：结肠炎是临床最常见的一种肠道疾病，是慢性

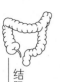

腹泻的首发原因。其特点是整个肠道对刺激的生理反应的过度与反常，而无组织结构上的缺陷。临床主要表现为腹泻、结肠性腹痛以及粪中带有大量黏液，一般用痛泻要方合四神丸加减治疗。

（4）治疗糖尿病合并顽固性腹泻：糖尿病合并顽固性腹泻是由于脾肾阳虚，运化失司，魄门失守所致，治疗上应适当配合涩肠剂。如用四神丸合参苓白术散加减治疗脾肾阳虚型的糖尿病且合并有全身水肿、腹泻的患者，疗效显著。处方：吴茱萸、肉豆蔻、陈皮各9g，补骨脂、莲子肉、炒白术各12g，怀山药24g，扁豆、台参各15g，薏苡仁30g，茯苓、茯苓皮各30g，甘草、生姜各6g。

2.温肾健脾汤

附子（先煎1小时，口尝无麻感为度，药量视阳虚程度而定）15～30g，吴茱萸10g，肉豆蔻10g，炮姜10g，党参30g，补骨脂15g，肉桂15g，五味子10g，白术15g，白芍15g，佛手10g。

加减：腹痛甚者加延胡索10g，川楝子10g；腹胀者加枳壳10g，厚朴10g；气虚下陷者加升麻10g，葛根15g，黄芪30g；完谷不化者加炒神曲12g，炒麦芽12g，炒山楂12g。

本方来源于古方四神丸。脾肾阳虚泄泻，多因脾胃虚弱，水湿运化无权，饮食不化，下趋肠腑发为泄泻。临床上多数脾肾阳虚的患者，常因素体本虚，加之过食生冷油腻，致脾胃更伤。迁延日久，后天气血生化无源，使先天肾阳失养，久之使肾阳虚衰，脾肾阳虚，温煦失司，故出现腹中冷痛、形寒肢冷、手足不温等不适。本方重用附子、肉桂、补骨脂，补命门之火，助肾阳，意在"釜底加薪"；吴茱萸、炮姜温中散寒；肉豆蔻温脾暖胃，涩肠止泻；五味子温敛收涩，固肾益气，有收涩止泻之功；白术、党参健脾补气；白芍缓急止痛；佛手行气；炙甘草益气和中，调和诸药。纵观全方，具有温肾暖脾、补气健脾、培本固元之功，可使脾气健旺，从而阳气自复，肾得充养，肾气旺盛，脾阳更得肾阳温煦，则水湿得以运化，泄泻得以康复。

（六）平胃散类方

1. 加减平胃散

厚朴、陈皮、白术、茯苓、罂粟壳、吴茱萸、桂枝、泽泻、木香各10g，生地黄、莱菔子、大腹皮、山药、鸡内金、车前子各30g。有热者加黄芩、赤芍各10g，寒甚者加肉桂9g。

加减平胃散出自李东垣《脾胃论》："治脾胃不和，不思饮食……面色萎黄，倦怠嗜卧，体重节痛，常多自利。"现代人由于受到饮食结构改变、快节奏工作等因素的影响，脾虚人群日渐增多，尤以男性多见。脾为后天之本，主运化水谷和输布精微，为气血生化之源。《景岳全书·泄泻》指出"泄泻之本无不由于脾胃"。脾为燥土之脏，喜燥恶湿，得阳始运，遇湿则困。感受外邪或饮食、情志所伤，常易损伤脾胃，脾阳不振，胃则不能腐熟水谷，水反成湿，谷反成滞，均可引起腹泻。脾虚兼有湿邪，湿阻气滞，更伤脾阳，脾阳不振又生湿邪，故湿邪既是脾虚泄泻的致病原因，又是本病的病理产物。治疗需调、补、清、涩互佐，尤重健脾温阳。选用茯苓、白术、厚朴、陈皮、山药健脾除湿，泽泻、车前子利小便实大便，大腹皮、木香、莱菔子行气且能通利三焦，罂粟壳、吴茱萸、桂枝温阳固涩，生地黄、鸡内金滋润肠阴、和胃醒脾。白术、陈皮多服则泻脾，因其燥能伤津液，故用之效显即去之。大便成形即去罂粟壳与吴茱萸，以防大便干结。

2. 苍萸香汤

柴胡、制半夏、苍术、白术各10g，香附20g，党参15g，吴茱萸5g。

加减：腹痛欲泻，便前腹痛，加防风、陈皮、白芍；泄泻兼里急后重，加槟榔；腹中冷痛，加淡附子、干姜；湿热重，苔黄腻，加黄连、败酱草；失眠多梦，加夜交藤、合欢皮。

本方来源于古方平胃散。肝主疏泄，脾主运化，因而其病机大多责之于肝郁气滞、脾胃虚弱、痰湿内阻、运化失常。治当疏肝解郁、健

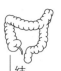

脾化湿。本方中柴胡、香附疏理肝气、行气解郁、升降诸气；党参、苍术、白术健脾燥湿，配半夏燥湿化痰、和胃降逆；合吴茱萸辛温敷散厥阴肝木，以助阳明胃土和降。诸药合用，共奏疏肝理气、健脾和胃、燥湿化痰之功。

3. 二术汤

苍术15g，白术、茯苓、藿香各10g。

加减：伤食型加山楂、神曲各12g，谷芽、麦芽各15g；风寒型加紫苏叶5g，陈皮、半夏、白芷各8g；湿热型加葛根10g，火炭母8g，六一散6g；脾虚型加太子参12g，山药、扁豆各15g，甘草6g；脾肾阳虚型加四神丸或附子理中汤，小儿酌量调服。

本方来源于古方平胃散。小儿脾胃病症常选用此方，因小儿脾胃薄弱，感受外邪，内伤乳食等均易引起泄泻，以夏秋两季发病较多。《幼幼集成》曰："夫泄泻之本无不由于脾胃。"由于小儿脾胃功能发育尚未完善，消化机能较弱，无论何种原因均可能引起脾胃功能失调而致泄泻。脾喜燥恶湿，主升清降浊。小儿泄泻治疗原则以调理脾胃为主，兼以利湿。故临床常用"二术汤"加减治疗，方中重用苍术，以其性燥除湿运脾；辅以白术、茯苓健脾利湿；藿香芳香化浊兼升清降浊，和中理气。四药合用可健脾化湿利水，使湿除脾安胃和、泄泻自止。

4. 胃苓汤

苍术12g、厚朴15g、陈皮15g、甘草5g、生姜12g、大枣15g、桂枝12g、白术15g、泽泻15g、茯苓25g、猪苓20g。本方来源于古方平胃散合五苓散，常用于治疗多型泄泻。

（1）**初发泄泻：**指突然发生的或不超过3个月的急性腹泻。

寒湿证：泄泻清稀，完谷不化，甚至如水样，腹痛肠鸣，脘闷食少，或恶寒，鼻塞头痛，肢体酸痛，苔薄白或白厚腻，无伤津脱气者，脉为本人体质脉象。治法：健脾燥湿，淡渗分利。方药：胃苓汤原方，无须加减。

湿热证：泄泻腹痛，泻下急迫，或泻而不爽，粪色黄褐而臭，肛门灼热，烦热口渴，舌苔黄，发热者脉数。治法：清热利湿。方药：胃苓汤去生姜、桂枝，合葛根芩连汤。

虚证：此为暴虚，突发泻下数十次，水谷不化，少气懒言，乏力尿少，饮食减少，舌苔白，脉细、弱，甚者微。治法：补气运脾，生津。方药：胃苓汤加用人参、黄芪。静脉输注生脉注射液和黄芪注射液。

实证：泻下腹痛，日数次，痛势急迫拒按，泻后痛减，舌苔厚腻，脉滑。治法：通因通用，消导积滞，清利湿热。方药：胃苓汤合厚朴三物汤。

（2）久病泄泻：指反复发生的超过3个月的慢性腹泻。

脾胃虚弱：大便时溏时泻，稍进油腻之物，则大便次数增多，饮食少，面色萎黄，舌淡苔白，脉细弱。治法：健脾益胃，升气收敛。方药：胃苓汤加黄芪、党参（或人参）、诃子。

肾阳虚衰：泄泻多在黎明之前，肠鸣即泻，泻后则安，形寒肢冷，腰膝酸软，舌淡苔白，脉细。治法：温肾健脾，辅以酸敛。方药：胃苓汤加补骨脂、吴茱萸、五味子。

胃苓汤出自《丹溪心法》，由经方五苓散与时方平胃散相合而成。陈修园在《时方歌括·时方妙用》一书中指出"胃苓汤治诸泻如神"。临床中以泄泻初发和久病为纲，分寒热虚实论治，针对不同证候，应用胃苓汤加减治疗。

《素问·阴阳应象大论》载："湿胜则濡泄。"《医学心悟·泄泻》曰："书云，湿多成五泻，泻之属湿也，明矣。然有湿热，有寒湿，有食积，有脾虚，有肾虚，皆能致泻，宜分而治之。"说明脾虚湿胜是导致本病发生的重要因素，但未分初病与久病泄泻。外因与湿邪关系最大，湿邪侵入，下注于肠则泻。内因则与脾虚关系最为密切，脾虚失运，水谷不化精微，湿浊内生，混杂而下，发生泄泻。方中苍术苦温辛烈，运脾燥湿；厚朴苦温，除湿宽中；陈皮辛温，芳香化湿，行气；茯苓补脾渗湿；桂枝温阳化气；白术培中健脾；泽泻、猪苓淡渗利湿；生姜温中散寒；大枣和中养胃；甘草调和诸药。本方针对泄泻发病的基

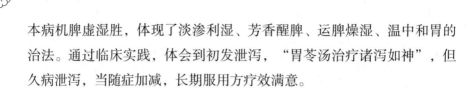

本病机脾虚湿胜，体现了淡渗利湿、芳香醒脾、运脾燥湿、温中和胃的治法。通过临床实践，体会到初发泄泻，"胃苓汤治疗诸泻如神"，但久病泄泻，当随症加减，长期服用方疗效满意。

（七）柴胡疏肝散类方

1. 安神疏肝汤

合欢皮、夜交藤各30g，柴胡、白芍、枳壳、辰茯苓各10g，马齿苋30g。

加减： 腹胀、腹痛甚者，加香附20g；便前腹痛，加白术、防风、陈皮；泄泻兼后重，加槟榔；大便稀薄甚者加吴茱萸、石榴皮；大便秘结，加大黄、火麻仁；肾阳虚，加淡附子、干姜；湿盛苔厚腻，加石菖蒲和大剂量薏苡仁；湿热重，加黄连。

本方来源于古方柴胡疏肝散。心神不宁，肝郁气滞，脾胃虚弱，运化失常，痰湿内阻为其机制。故本方以合欢皮安神解郁、活血消痈，夜交藤宁心安神，二药合用，达宁心安神解郁之功；配柴胡、白芍、枳壳疏肝理气开郁；辰茯苓安神健脾渗湿；马齿苋清热解毒，利水治其标。诸药合用，安神宁心，疏肝理气，健脾和胃，化湿消滞。

2. 疏肝健脾汤

延胡索、柴胡各15g，炒白术20g，白芍、陈皮、防风、香附、厚朴、苏梗、山药、扁豆、茯苓各10g，甘草6g。泄泻加苍术、炙黄芪各15g，升麻6g，五味子5g，诃子8g。

加减： 烦躁易怒、口苦咽干者加黄芩、山栀；便秘者加瓜蒌仁、火麻仁各15g，肉苁蓉10g；泄泻久不愈，腰膝软，属肾阳虚者加补骨脂、煨肉豆蔻各10g。

本方来源于古方柴胡疏肝散。多为肝气不疏，横逆乘脾，脾虚气机壅滞，升降失常所致。疏肝健脾汤用柴胡、白术、白芍、陈皮疏肝理气和中；茯苓祛湿健脾；防风散湿，山药、扁豆健运脾气；延胡索理气止痛。诸药共奏疏肝理气、健脾和中之功，气机升降平衡，则腹泻、便秘自消。

3. 调肠逆挽汤

柴胡、桔梗、川芎、木香各10g，炒白芍、炒枳壳、炒苍术、茯苓各15g，黄连、炒防风各6g，败酱草30g，党参20g，甘草3g。

加减：如急性发作时，湿热较剧，腹痛、腹泻、黏液血便伴里急后重、肛门灼热、脉弦数者，宜加强清热燥湿导滞之品，合白头翁汤、葛根芩连汤等；如腹痛重，痛有定处，左下腹可触及变硬的肠管，压痛明显，舌质暗或有瘀斑、苔少，脉弦涩，宜配合活血化瘀之品或合用少腹逐瘀汤加减；如气虚下陷较甚者则加黄芪、升麻；如久病及肾，脾肾阳虚，出现五更泄泻，肠鸣则泻，遇寒加重，形寒肢冷，腰膝酸软，舌淡、苔白，脉沉细无力者，当配合温补肾阳，加用四神丸，寒甚则加附子、肉桂、干姜等；如湿邪较盛，肠鸣泻下水样便者，宜加猪苓、泽泻、车前子等分消其湿；如滑泄失禁者，可加罂粟壳、乌梅、赤石脂等涩肠止泄；便血者，加仙鹤草或炭药；纳谷不馨者，加神曲、炒谷芽、炒麦芽、鸡内金导滞助运；如泻痢日久，伤及阴血，腹中隐痛，便下脓血，午后低热，失眠，盗汗，头昏，舌红、少苔，脉细数者，宜合生脉散加阿胶、知母、黄柏等。

本方来源于古方柴胡疏肝散。慢性结肠炎，经常泄泻，时轻时重，时作时止，发则腹痛、腹胀，大便溏薄夹脓液，间见脓血，反复发作，久治不愈者，尤为适宜。服药同时，尚须注意调其饮食适其寒温，避免精神刺激，养成良好的生活规律，加强体育活动，增强体质。尤其要减少或杜绝对肠道有不良刺激的饮食，补充足够的营养，注意饮食卫生，防止病从口入，提高机体免疫力，加速溃疡的愈合。

（八）名方原方

1. 半夏泻心汤

半夏10g，黄芩5g，干姜5g，党参30g，炙甘草5g，川黄连3g，大枣5g。

加减： 食欲减退、神疲乏力，加黄芪、山药；大便溏而不爽，加槟榔、枳壳；便带泡沫，肛门灼热，酌加苦参、马齿苋；便溏多稀薄或夹黏液白冻，加白芷、猪苓；口黏，苔厚腻，加佩兰、苍术；脘腹痞满，加佛手、香橼；腹痛或痛则欲泻者，加防风、白芍；夹脓血便者，加地榆、仙鹤草。

长期饮食失调或劳倦内伤，致中阳受损，脾气虚弱，运化失司，生湿化热，湿热互结，清浊不分，混杂下注肠腑，传化失司而为腹泻。其证属寒热虚实夹杂之证，故而务必遵循扶正祛邪、寒热并调、辛开苦降的治疗法则。清代医家张秉成认为："方中芩连二味之性皆燥，凡湿热为病者，皆可用之。但湿浊黏腻之气，与外来之邪，既相混合，又非苦降直泄之药所能去。故必以干姜之大辛大热以开散之。一开一降，一苦一辛，而以半夏通阴阳，行湿浊。用甘草、人参、大枣者，病因里虚，又恐甘辛开泄之药过当，故当助其正气，协之使化耳。"现代药理学研究证实，该方具有止泻和调节小肠运动紊乱作用。湿热两邪互恋，临床以清热祛湿立法，过用苦寒清热则中阳更损，恋邪留湿。过于辛燥，则又有伤阴助热之嫌。故临证时须辨明湿热轻重之别、主次之分。若热重于湿或热极化毒，则芩、连用量可增，或伍清热解毒之品；湿重于热，又可酌加淡渗利湿、芳香化湿、苦温燥湿之品；湿热阻滞或脾虚失运，多易致气机不展，临床可随症加入调气理气之品。此型腹泻，应慎用收敛滞涩之药，以免闭门留邪。另外，避免过食荤腥油腻及辛燥刺激之物，忌贪杯饮酒，也是保证疗效、促进痊愈的重要因素。并需长期服用健脾益气类汤剂或成药，以善其后，巩固疗效。

2. 地黄饮子

熟地黄、山茱萸、石斛、五味子、远志各10g，炮附子6g，肉桂3g，茯苓15g，肉苁蓉、麦冬、巴戟天、石菖蒲各12g，大枣5枚。

地黄饮子具有温补肾阳、滋养肾阴、开窍化痰之功，用于治疗下元虚弱、痰浊上逆的喑痱证。由于便溏病机是脾肾阳虚，地黄饮子正对其证，方中大量应用炮附子、巴戟天、肉苁蓉、肉桂温里散寒，补益肾阳；茯苓、大枣健脾益气，利湿止泻；熟地黄、山茱萸、麦冬、石斛、五味子滋阴敛液；石菖蒲、远志开窍化痰。

3. 附子理中汤

由《伤寒论》中的理中丸加附子而成，出自《阎氏小儿方论》。由附子、人参（党参）、干姜、白术、甘草组成。具有温中祛寒、益气健脾温肾之功，主治脾胃虚寒、心痛、霍乱吐利转筋，以及内科杂症中属中焦有寒或脾肾阳虚者之泄泻。

4. 甘姜苓术汤

又名肾着汤，由甘草、干姜、茯苓、白术4味药组成，为《金匮要略》治疗肾着之方。近年来用该方加味辨证治疗泄泻、水肿、眩晕、带下等病获得满意效果。

《金匮要略心典》云："肾受冷湿，着而不去，则为肾着。……其治法不在温肾以散寒，而在燠土以胜水。"甘、姜、苓、术辛温甘淡，其善温振脾阳、散寒祛湿，即燠土以胜水，故用其治疗肾着病。一些疾病与肾着病临床表现虽不同，但它们的发病机制均与脾阳虚、温运失司、水湿偏盛有关，与肾着病发病机制相同，故均用甘姜苓术汤治疗。

5. 甘露消毒丹

由滑石、茵陈、黄芩、石菖蒲、川贝母、木通、藿香、射干、连翘、薄荷、白豆蔻等组成，为治疗湿温时疫之主方，大凡湿温、时疫留

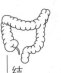

连气分，湿热并重之证皆可应用。

本方载于《温热经纬》，又名"普济解毒丹"。本案系暑令之时，过食酒食，导致暑湿、食浊夹杂，交阻肠胃。中焦气机升降失常，在上为呕吐，在中为腹胀，在下为泄泻。前医用藿香正气散加减治疗，呕吐虽减，但暑邪未除。故予甘露消毒丹加减治疗，清暑化湿、清热解毒，使暑解湿去热清肠胃气机得以调畅，故泄泻自止。此后，若暑热挟湿之邪已衰其大半，但湿邪未尽，常减清热之品，加淡渗利湿之物，再以参苓白术散健脾益气而收全功。

6. 归脾汤

炙黄芪12g，党参、白术、白芍、茯苓、防风、远志、补骨脂各10g，陈皮9g，木香、五味子各6g，炒柴胡、炙甘草5g，大枣10枚。治疗脾气素虚，肾阳不足，经行之时，脾肾阳虚而致泄泻。

7. 藿香正气散

由藿香、紫苏叶、白芷、大腹皮、茯苓、白术、半夏、陈皮、厚朴、桔梗、炙甘草组成。具有解表和中，理气化湿之功效。主治外感风寒，内伤湿滞，常用于四时感冒，尤多用于夏季感冒及急性胃肠炎。治疗经行泄泻。经行泄泻多因脾虚湿胜，行经时脾气更虚，水湿不运，下渗大肠，遂成泄泻。因泄泻伴月经周期而发，有其特殊性，故应治泄泻为主，辅以调经，不可一味收敛止泻，导致经行不畅。

8. 藿香左金汤

藿香9g，吴茱萸0.5g，川黄连3g，陈皮6g，姜半夏4.5g，炒枳壳4.5g，前仁4.5g，赤茯苓10g，滑石9g，木通3g，泽泻6g，猪苓4.5g。

加减： 身热或暑季发病或病程超过3天加青蒿；热重加黄连；呕吐加竹茹、枇杷叶；夹食加山楂肉、谷麦芽；伤阴加木瓜、乌梅、白芍。

藿香左金汤出自何廉臣《重订广温热论》，为夏秋热霍乱而设，具有利湿清热、化滞通瘀之效。藿香左金汤治疗小儿泄泻，疗效满意。小儿泄泻，四季皆有，夏秋为甚，其病不离"脾"与"湿"。盖小儿脾常不足，或外邪所伤，或饮食失常，脾运失司，水反为湿，谷反为滞，混杂而下，发为泄泻。

9. 加减乌梅汤配合中药灌肠

加减乌梅汤组成：乌梅18g，桂枝、黄连各9g，红参（另煎）、黄柏、茯苓、五味子各15g，干姜、制附片各6g，焦白术12g，炙甘草10g。

加减：若寒重于热者，加重姜、附用量，减少连、柏用量，为附片10g，干姜12g，黄连3g，黄柏6g；若热重于寒者，加重连、柏用量，减少姜、附用量，为黄连10g，黄柏15g，附片3g，干姜6g；若兼食滞，加焦三仙各20g、鸡内金12g；若脾肾阳虚，黄连减至3g，减去黄柏，加肉豆蔻12g，吴茱萸5g，肉桂12g，附片加重至15g。若呕吐，加生姜汁10g，半夏9g；腹痛、里急后重，加白芍15g，木香9g；肠鸣、大便水泻如注，加车前子（包煎）20g，泽泻15g。

灌肠方药物组成：白头翁30g，黄芩、黄柏各15g，黄连、桂枝各10g，白矾3g。水煎2次，每日保留灌肠100mL。

慢性顽固性泄泻往往表现为正虚邪实，正虚在于脾肾，邪实在湿食与寒热错杂。乌梅丸为《伤寒论》邪入厥阴、正虚邪恋、寒热错杂证而设，在药物方面做适当调整，组成加减乌梅汤，用于治疗本病，同时配合中药灌肠，使药直达病所，清除病灶，加强疗效。

10. 椒艾合剂

川椒3g，熟艾叶1g，干姜3g，赤石脂2g，乌梅5g，黄连3g，黄芩4g，槟榔5g。

《古今医统》认为："泄泻乃脾胃专病，凡饮食、寒、热三者不调，此为内因，必致泄泻。"《医宗金鉴》指出："小儿泄泻须认清，伤乳停食冷热惊。脏寒脾虚飧水泻，分消温补治宜精。"《幼科发挥》云："久泻不止，津液消耗，脾胃倒败，下之亡谷，必成慢惊。"中医许多医家对小儿腹泻的病因病机、预后与治疗早已有了较全面的认识。

现代医学认为，肠道菌群失调是腹泻的主要原因。小儿在其生长发育过程中，肠道菌群易受环境干扰而发生改变，如服用抗生素、受凉、更换饮食等，其肠道内有益菌数量明显下降，生物拮抗作用减弱，使得肠道病原菌乘虚而入，导致腹泻的发生。有研究证明，婴幼儿腹泻均存在不同程度的肠道微生态失调，尤其1岁以内最为多见。有人认为腹泻时肠道厌氧菌数量下降大约1000倍（是肠道微生态严重失衡的标志），使之破坏了肠道的屏障与拮抗作用，有利于病原菌的侵袭与定植，促使腹泻的发生。

椒艾丸出自孙思邈《千金要方》，由川椒、艾叶、干姜、赤石脂、乌梅组成，加入黄连、黄芩、槟榔而称之为加味椒艾丸，改原方之温性为寒温并用，取川椒、艾叶、干姜温暖脾胃；黄连、黄芩燥湿清热；槟榔行气消滞；乌梅、赤石脂敛肠止痢。且现代医学研究表明，川椒、艾叶、干姜为胃动力药，能促进胃肠功能恢复；乌梅可改变胃肠道酸碱度，抑制细菌繁殖生长；黄连、黄芩对痢疾杆菌等有强大杀灭作用；赤石脂有吸附作用，能大量吸收病理产物，使之排于体外，减轻全身中毒症状。全方寒温并调，具有燥湿运脾、导滞清热之功。为了让小儿口服方便，将丸剂改制为水剂，将其煎煮、过滤的浓缩液称为椒艾合剂。经过临床试验以及实验室抗菌活性试验，证实椒艾合剂确能较快改善小儿腹泻的临床症状，使肠道菌群恢复工作，且在临床使用过程中，尚未发现任何不良反应。

11. 连理汤

黄连10g，炒金银花15g，党参15g，白术10g，干姜10g，炙甘草6g，炒山楂15g，煨木香10g，乌梅12g。

加减： 脾胃虚弱加莲子、山药；脾肾阳虚加附子、肉桂；肝郁脾虚加痛泻要方、青皮；久泻不止或效果不佳酌加煨肉豆蔻、煨诃子、罂粟壳、石榴皮；气虚加升麻、北黄芪。

泄泻病机之关键，最终都归于脾胃功能障碍，脾虚不能运化水湿，即所谓"湿盛则濡泄"。《景岳全书·泄泻》说："泄泻之本，无不由于脾胃。"脾胃居于中焦，乃气机升降之枢纽，肠道为浊气下泻之通道，慢性泄泻，由于病程迁延日久，与脾胃大小肠、肝肾均有关系。本病在临床上以虚实夹杂者居多，病变之关键在于中焦虚寒，湿阻肠道，气机升降失常。久泻脾阳不振，中焦运化失司，不能升清降浊，湿邪郁久化热，肠道气机长期被阻，则泄泻迁延难愈。因此，治疗本病以清除湿邪，恢复胃肠功能为要。方中党参、白术、炙甘草、干姜温中健脾，振奋中阳；黄连、炒金银花清热燥湿，以解湿郁；白芍、山楂、乌梅敛阴和胃；木香理气醒脾。诸药合用温中有清，补中寓消，止泻而不敛邪，化滞而不伤正，故能取效。

12. 七味白术散加减

党参3~9g，白术3~9g，茯苓3~9g，藿香3~6g，木香1~3g，葛根6~12g，甘草1~3g，黄芪6~15g，焦山楂6~12g。

加减：呕吐者，加半夏、生姜；发热、烦渴引饮者，加生石膏、黄连；腹痛甚者，加白芍；久泻不止者，改党参为人参，加罂粟壳；小便短小者，加木通、泽泻。

婴幼儿非感染性腹泻，西医又称消化不良或单纯性腹泻，属中医学"泄泻"范畴。《古今医鉴·泄泻》："夫泄泻者，注下之症也，盖大肠为传送之官，脾胃为水谷之海，或为饮食生冷所伤，或为暑湿风寒之所感，脾胃停滞，以致阑门清浊不分，发注于下，而为泄泻也。"《景岳全书·泄泻》："泄泻之本，无不由于脾胃，盖胃为水谷之海，而脾主运化，使脾健胃和，则水谷腐熟，而化气化血，以行营卫，若饮食失节，起居不时，以致脾胃受伤，则水反为湿，谷反为滞，精华之气，不能输化，乃致合污下降，而泻利作矣。"所以，究其成因多为饮食失节，冷暖失调，或感受外邪，致脾胃运化失常，而成泄泻。加之小儿"脾常不足"，生长发育迅速，易出现脾胃功能紊乱，消化不良，发为泄泻之症，应尽快治疗，如不治疗，容易造成小儿营养不良及生长发育障碍。七味白术散出于《小儿药证直诀》，由四君子汤加藿香、木香、葛根组成，以健脾止泻为大法。方中四君子汤益气健脾止泻，藿香辛温

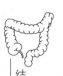

芳香化浊而和中止呕，木香辛苦温行气止痛，以木香、藿香之芳香，佐四君入脾，其功更捷。葛根味甘辛，性平，鼓舞胃气上行而止泻；焦山楂健脾消胀止泻。全方共奏健脾止泻之功。

13. 升阳益胃汤

党参、黄芪各15g，白术、茯苓、白芍、法半夏、羌活、独活、泽泻各10g，陈皮、防风、柴胡各6g，黄连3g，炙甘草5g。

加减：脾虚湿胜，喜温喜按者，去泽泻、黄连，加苍术、草豆蔻各10g；脾虚湿热内蕴者，去炙甘草、独活、羌活、柴胡，加煨木香6g、黄芩10g，黄连增至5g；脾虚肝郁痛泻者，去羌活、独活、泽泻，加山药15g，白芍增至20g；便后肛门有坠感者，去茯苓、泽泻，加枳壳10g；纳呆者，去羌活、独活，加山楂、神曲、鸡内金各10g。

升阳益胃汤出自《内外伤辨惑论》，主治脾胃虚弱证或肺脾两虚证。慢性泄泻属脾虚湿盛，或脾虚湿热内蕴，或脾虚肝郁者，疗效较好。综观全方，具有升阳益胃、疏风化湿之功，且补而不滞，能使湿化邪退，阳升而泻止。

14. 调中益气汤

方出李东垣《脾胃论》，为治疗"湿困脾机，谷气下流"之证而设，适用范围极广，是一切脾胃虚弱患者湿困脾机的主方。李东垣曰："夏日飧泄，米谷不化……嗜卧无力，不思饮食，调中益气汤主之。"方中黄芪、人参、甘草甘温益气；柴胡、升麻从阴引阳，既治少阳清升之气不足，又治脾胃的谷气下流；苍术运脾燥湿；橘皮健胃调中；更加少量木香运转肠机，促使清升浊降而病除。诸药合用，共奏益气健脾、和中祛湿之功。

15. 完带汤加减

白术、山药各30g，人参、白芍各15g，车前子、苍术、柴胡、黑芥穗各9g，陈皮10g，炙甘草6g。

加减：兼寒而腹痛冷甚者加干姜9g，吴茱萸6g；舌苔黄腻者加黄连5g；食少难消者加炒山楂15g，炒麦芽15g；胸胁脘腹胀满者加枳壳12g，香附15g；泄泻重而神疲乏力者加黄芪15g，扁豆15g，炒薏苡仁30g；泻久脱肛者加黄芪15g，炒升麻9g。

痛泻属中医学"泄泻"范畴，多见于性格内向、争强好胜之人，男女均可发病，以女性多见。其发病多因烦恼郁怒，肝失疏泄，横逆克脾，脾失健运，升降失调；或忧思伤脾，脾气不运，土虚木乘，升降失职；或素体脾虚，逢怒进食，更伤脾土，而成泄泻。正如《景岳全书·泄泻》曰："凡遇怒气便作泄泻者，必先以怒时夹食，致伤脾胃，故但有所犯，即随触而发，此肝脾二脏之病也。盖以肝木克土，脾气受伤而然。"本证的特点是泻必腹痛，泻后痛减，常因忧思恼怒而诱发。其基本病机为肝郁脾虚，肝脾不和，脾受肝制，运化失常，正如《医方考》所云："泻责之脾，痛责之肝；肝责之实，脾责之虚，脾虚肝实，故令痛泻。"治当补脾疏肝，祛湿止泻。完带汤中人参、白术、山药健脾益气燥湿，山药兼能收敛止泻；苍术、车前子燥湿渗湿，使水湿不下注肠道则泻止；陈皮行气，既能芳香醒脾以助参、术健脾助运，又可使补药补而不滞；白芍养血柔肝缓急，既可使木达而脾土自强，又能合甘草以缓急止痛；柴胡、荆芥穗辛散，配白芍则疏肝解郁，得白术则升发脾胃清阳，清阳得升，有助止泻。诸药合用，共奏健脾疏肝、祛湿止泻之功，正合痛泻证之病机，故可收到满意疗效，从而扩大了完带汤的应用范围。

16. 胃关煎

出自《景岳全书》，是明代医家张景岳所创，由熟地黄、白术、干姜、吴茱萸、炒扁豆、山药、甘草七味药组成。有补益脾肾、滋阴涩肠之功效，适用于脾肾虚寒、久泻腹痛等症。本方虽七味药，组方严谨。笔者用此方灵活加减，治疗肝逆、脾虚、食滞、肾虚而致的泄泻证，投之莫不应手取效。

（1）**肝逆泄泻**：肝主疏泄，喜条达，若恼怒伤肝，肝郁不达，横

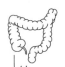
逆乘脾犯胃，脾胃受制，运化失常，而致腹痛泄泻。《景岳全书·泄泻》谓："凡遇怒气便作泄泻者，必先怒时挟食，致伤脾胃，故但有所犯，即随触而发，此肝脾二脏之病也，盖以肝木克土，脾气受伤而然。"肝木乘脾之泄泻，见症较为复杂，用药亦须灵活，余在临床常以胃关煎去熟地黄，加木香、白芍等，治疗肝逆乘脾之腹泻，均能应手取效。脾虚神疲加党参。

（2）**脾虚泄泻**：张景岳说："泄泻之本，无不由于脾胃。"慢性泄泻，多缘脾胃运化失健，日久因泻致虚，因虚而泻，互为因果。盖胃为水谷之海，而脾主运化，胃主受纳，若饮食失节，寒温不适，或体虚久病，以致脾胃虚寒，中阳不健，运化无权，清气下陷，水谷糟粕混杂而下，故泄泻作矣。其症大便稀溏，日泻3～5次，迁延反复，饮食减少，稍进油腻食物则便次增加，神疲倦怠，舌淡苔白，脉缓弱。治宜健脾升阳，散寒暖中。选用胃关煎随症加减，屡建奇功。

（3）**食滞泄泻**：脾胃为仓廪之官，主消化水谷，若饮食失节，伤及脾胃，脾失健运，水谷停而为滞，形成泄泻。诚如《景岳全书》所载："饮食不节，起居不时，以致脾胃受伤，则水反为湿，谷反为滞，精华之气不能输化，乃致合污下降，而泻痢作矣。"症见腹痛肠鸣，大便臭如败卵，泻后痛减，脘腹胀满，嗳腐吞酸，不思饮食，舌苔垢浊或厚腻，脉滑而数。治拟消食导滞，健脾止泻。用胃关煎去熟地黄，加神曲、山楂、谷麦芽，每能获效。如腹痛胀甚，大便泻下不畅者，加枳实、大黄、槟榔，以推荡积滞；积滞化热加连翘、黄连；呕吐加半夏。

（4）**肾阳虚泻**：肾主二便，为封藏之本，有赖脾气培养，若肾阳虚衰，命火不足，则不能温煦脾土，运化失常，而引起泄泻。如《景岳全书·泄泻》指出："肾为胃之关，开窍于二阴，所以二便之开闭，皆肾脏之所主，今肾中阳气不足，则命门火衰……，阴气盛极之时，即令人洞泄不止也。"其症每至半夜或黎明时，肠鸣腹痛，大便溏泄，完谷不化，腹部微寒，有时作胀，腰膝酸软，食欲减退，舌淡苔白，脉沉细。治以温肾暖脾，用胃关煎加味，多能得心应手。若久泻滑脱不禁者，应加收敛止泻药，如赤石脂、罂粟壳等。

17. 六和汤

砂仁（后下）10g，姜半夏12g，党参12g，炒白术15g，藿香15g，扁豆12g，赤茯苓15g，木瓜12g，厚朴12g，炙甘草6g。

急性肠炎属中医学"泄泻"范畴，以夏秋两季多见。《景岳全书·泄泻》曰："泄泻……或为饮食所伤或为时邪所犯……因食生冷寒滞者。"《素问·阴阳应象大论篇》曰："清气在下，则生飧泄……湿胜则濡泄。"故本病系因感受外邪，或饮食内伤，致脾失健运，传导失司而成。李中梓《医宗必读·泄泻》云："脾土强者，自能胜湿，无湿则不泄。"由于脾主运化水湿，因此诸健脾补脾的方药，多数有治疗泄泻的功效。六和汤出自《医方考》，有健脾化湿、升清降浊之功。方中党参、白术、茯苓、炙甘草益气健脾；藿香既辛散风寒，又芳香化浊，兼升清降浊；砂仁、厚朴行气燥湿消积；半夏和胃降逆止呕；扁豆健脾化湿；木瓜化湿和胃。诸药合用，可达芳香化湿、健脾和胃、降逆止呕之功。现代药理研究表明，四君子汤、姜半夏对胃肠道运动具有抑制作用；藿香通过抑制胃肠机能、胃酸分泌、提高胃蛋白酶活性而消除胃肠道吸收障碍，达到镇痛、止泻作用；砂仁有抑制小肠平滑肌的作用。

18. 资生丸加减

川黄连6g，藿香10g，白术10g，薏苡仁15g，白茯苓12g，山楂12g，陈皮10g，白扁豆12g，莲肉15g，怀山药12g，砂仁6g，白豆蔻12g，炒芡实12g，麦芽12g，佛手12g，木香6g，甘草12g。

祖国医学认为中老年慢性腹泻，主要是由于中老年人各种生理功能衰退，脾胃功能失调，胃不能腐熟水谷，脾不能运化水谷精微，水反为湿，谷反为滞，运化功能失常，气机不能通达，清气不升，浊气不降，分清别浊功能失常，而致清浊混杂而下，从而出现一系列胃肠道临床证候，即脘腹胀满、便溏、泄泻、大便不利等。

资生丸源自《先醒斋医学广笔记》，原为"妊娠三月，阳明脉衰，或胎元不固"而设，现用于脾虚失运，脘腹胀满，不思饮食，呕吐泄泻而取效。盖中老年腹泻，虽有脘腹胀满，体现实的一面，但主要表现属于脾、胃、肾虚、寒湿阻滞的一面，同时兼有虚实夹杂，缠绵难愈。本病属中医学"飧泄""泄泻"范畴，它以泻下完谷不化，反复发作，肠鸣即泻，泻后痛减，为脾的运化失司所致，有别于"濡泻"和"五更泻"，故使用本方有效。方中黄连清中焦湿热郁结，消脘腹痞满；藿香为芳香化湿浊之要药，专治湿浊内阻中气不运，气机不畅所致脘腹痞闷、便溏、泄泻等；白术、薏苡仁、茯苓、山楂、白扁豆、莲肉、怀山药、麦芽健脾利湿，腐熟吸收水谷精微，分清别浊；豆蔻、砂仁、佛手温中暖胃化湿健脾，并可制黄连苦寒之弊；陈皮、木香益气健脾，促进气机畅达，补虚而益气；芡实可培先天之本，益肾固精，健脾止泻，祛湿，补而不涩；甘草甘温调和诸药。全方芳香化湿，温中散寒，健脾利湿，益肾补气，共奏健脾利湿、散寒止泄、行气消痞之功。本方化湿不伤正，补益而不滞湿，补中有泻，泻中有补，标本兼治，故投之辄效。

19. 左金丸加减

川黄连12g，吴茱萸5g，太子参30g，白术20g，茯苓20g，扁豆花20g，陈皮8g，生薏苡仁20g，白芍15g。

加减：寒偏重者，吴茱萸量加倍，川黄连减量；热偏重，川黄连加量，吴茱萸减量；腹胀，腹痛甚者加枳实6g、延胡索20g；虚偏重者太子参改为党参15g。

慢性泄泻是由于脾胃损伤所起的疾病，《景岳全书·杂证谟·泄泻》曰："泄泻之本，无不由于脾胃。盖胃为水谷之海，而脾主运化；使脾健胃和，则水谷腐熟而化气化血，以行营卫；若饮食不节，起居不时，脾胃受伤，则水反为湿，谷反为滞……，而泻痢作矣。"由此可见，泄泻主要是脾胃失和，不能升清降浊，运化输布水谷精微。根据祖国医学理论是"久泻多虚"，但临床所见，久泻多有寒热，虚实夹杂。当辨其热偏重，寒偏重，虚偏重或实偏重，辨证论治，才可取得疗效。

左金丸是肝火旺、肝胃失和而致胃痛的常用方，笔者在此使用本方主要是取其反佐作用。方中一寒一热，一阴一阳，互相配伍，互相制约，起到温中清热化湿或清热化湿温中作用，故泄泻寒重者吴茱萸加量，热重者川黄连药量加重。现代医学报道，川黄连有广泛抗菌作用，其中对痢疾杆菌作用最强，故用本方治疗慢性泄泻也可取川黄连苦化湿热，吴茱萸温中下气，并防止寒药太寒伤脾胃、热药太燥伤脾胃。在此基础上加补脾健胃药，起到寒因热用，热因寒用，虚则补之，实则泻之，阴阳相济之义。全方共奏温中清热、健脾和胃之效，使脾运健旺，则水谷熟腐而化气化血，泄泻不作。

（九）其他类方

1. 红败煎

红藤30g，败酱草30g，薏苡仁30g，冬瓜仁30g，枳壳10g，瓜蒌壳10g，牡丹皮10g，赤芍10g，甘草6g。

加减：热重加黄芩、黄柏；湿重加苍术、厚朴；脾气虚弱加党参、茯苓。

本方来源于古方薏苡附子败酱散。脾失健运，湿浊内生，湿久蕴热；或感受外邪，损伤脾胃，酿生湿热，均可导致湿热蕴结大肠，腑气不利，气血凝滞，酿致上述症状。诊断上从湿热辨证，治疗上从湿热论治。取红败煎清热、理气、除湿、凉血化瘀之功效，促进胃肠的消化、吸收、排泄。故用红藤、败酱草清热解毒，活血化瘀；薏苡仁清热利湿健脾；冬瓜仁清热化浊、排脓、利湿。四药共为主药。枳壳行气宽中除胀；瓜蒌壳清热、利大肠；牡丹皮、赤芍清热、凉血、活血止痛；甘草清热解毒、缓中。诸药共用，清热解毒、利湿化浊以治本，活血行气导滞以治标。本方重在清解湿热毒邪，故红藤、败酱草、薏苡仁用量宜大，每用不低于30g，才能使疗效显著。

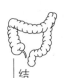
2. 健脾止泻颗粒

本方是李晏龄教授治疗脾虚泄泻的经验方，由黄芪、太子参、山药、乌梅、地锦草等中药组成，具有健脾益气，固涩止泻之功，临床应用40余年，对脾虚泄泻（迁延性及慢性腹泻）有良好的疗效。

小儿脾虚泄泻，西医多属迁延性、慢性腹泻，常易造成营养不良，严重影响儿童的生长发育，多数学者研究认为，该病与肠道微生态环境及小肠密切相关。中医药理论认为，大黄归脾、胃、大肠经，性苦寒，具有较强泻下作用，久服可使机体元气损伤、脾胃功能减弱，从而影响水谷精微的吸收。实验中观察到小鼠出现类似脾虚的证候，如精神萎靡、畏寒、毛发稀疏、竖立等，久可损及机体免疫功能。以大剂量大黄灌服小鼠，小鼠所出现的症状符合中医所谓的脾虚泄泻的证候特点。肠道微生态平衡是肠黏膜发挥正常功能的基础，所以调节和恢复肠道微生态平衡是治疗腹泻的根本。小鼠在泄泻时，肠蠕动加快，肠道中的常住菌大量排出、外源菌相应增加，同时大黄造成小鼠脾虚泄泻时，其他致病细菌易于侵入肠道并大量繁殖，促进腹泻的发生，腹泻又导致并加重菌群失调，形成恶性循环。肠道中细菌的微生态平衡遭到破坏、菌群失调，使肠道的生物学屏障作用不能正常发挥，这说明脾虚可影响肠道菌群的平衡关系。

健脾止泻颗粒具有调节和保持肠道菌群正常的水平，协调宿主平衡的作用。这不仅体现了中医药的特色，而且也体现了西医学认识和治疗腹泻的发展趋势。小肠黏膜上皮在机体消化过程中主要发挥消化和吸收功能，其微绒毛及细胞质内线粒体、内质网与消化、吸收密切相关，研究肠黏膜的损伤与修复情况，有助于从微观方面揭示脾虚泄泻的内在根源。透射电镜显示，脾虚泄泻模型小鼠小肠上皮细胞微绒毛稀疏脱落、绒毛长度变短，细胞结构变形、间隙增宽、线粒体结构模糊、内质网退化等病理改变。健脾止泻颗粒能够改善脾虚小鼠小肠上皮细微绒毛，改善细胞质和细胞器结构，对小肠黏膜有不同程度的修复作用，从而增强小肠对营养物质的吸收功能，改善肠道营养状态，有利于改善肠道微循环，促进受损组织修复再生。

3. 宁心理肠汤

百合、夜交藤、淮小麦、败酱草各30g，红枣20g，炙甘草、苏梗、桔梗、炒枳壳、秦皮各10g，延胡索15g，吴茱萸、炒黄连、五味子、炮姜各5g。

加减：腹痛、腹胀明显者，加八月札、大腹皮；便前腹痛，便后痛缓者，加生白芍、防风；大便稀溏水样者，加赤石脂、诃子；兼见便秘者，加火麻仁、肉苁蓉；便多夹黏液，舌苔厚腻者，加苍术、生薏苡仁。

本方来源于古方百合汤。大多数患者伴有精神症状，如情志不畅，心神不宁。中医学认为心主神明，心与小肠相表里，神明不安，则主下失用，肠道传导失调，而致腹泻诸症。基本方依此立法，注重宁心安神，调理肠道，故获良效。

4. 风药治疗泄泻

"风药"一词最早由李东垣提出，《脾胃论》中以柴胡、升麻、葛根、防风、羌活、独活、藁本等药为代表，论述了风药在脾胃病治疗中具有多种功效。

（1）风药祛除外邪以治泻：《内经》中关于外邪致泻的论述很多，如"春伤于风，邪气流连，乃为洞泄""久风入中则为肠风飧泄""感寒则肠鸣洞泄""湿胜则濡泄""阳明司天，燥淫所胜……民病……腹中鸣，注泄溏"等。又《先醒斋医学广笔记》中载："伤暑作泻，必暴注、大孔作痛。"可见六淫均可致泻，但以湿邪最为常见。脾恶湿喜燥，主运化水湿，外来湿邪最易困阻脾土，致脾运化失常，清浊不分而成泄泻。湿邪多与他邪相兼致病，如寒湿之邪、湿热之邪、暑湿之邪等。风药多为辛香发散之品，能行能散，能内彻外达，引邪外出；又风性多温燥，燥能祛湿，温可散寒胜湿，故外感泄泻配伍风药为探本求源之治。《滇南本草》言香薷能"解表除邪，治暑泻肚肠疼痛"。藿香正气散用治外感寒湿泄泻，方以藿香配白芷、紫苏辛散风寒，芳香化湿。《脉因证治》防风汤可用治外感风泻，方用防风、荆芥和葛根解表而止泻。《伤寒论》葛根芩连汤治表证未解而误下之热利，重用葛根以解表清热，又升发脾胃清阳之气，一举两得。李东垣在《脾胃论》云："时当长夏，湿热大胜，蒸蒸而炽。人感之多四肢困倦，精神短少……大便溏而频，或痢出黄糜，或如甘色……宜以清燥之剂治之，名之曰清暑益气汤主之。"方中配升麻、葛根解肌表之热，又助祛湿。

（2）风药胜湿醒脾以治泻：《内经》云"湿胜则濡泄""诸湿肿满，皆属于脾"。这说明脾虚与湿胜是导致泄泻的重要因素。外感之湿和内生之湿，皆与脾胃密切相关。脾虚能生湿，湿甚亦能致脾虚，二者都能使脾气不升而成泄泻。无论外湿困脾，抑或湿自内生之泄泻，均可应用适量的风药。风药药性轻灵且具辛散香燥之性，故李东垣有"风能胜湿"之说，《兰室秘藏》亦云："盖风气上冲，以助胜湿。"湿去则脾运，脾气自健。有些风药还入脾经，具有醒脾、理脾之功。《医方集解》云防风："辛能散肝，香能舒脾，风能胜湿，为理脾引经要药。"《药品化义》言葛根："或佐健脾药，有醒脾之力。"《先醒斋医学广笔记》载："长夏湿热令行，又岁湿太过，民多病泄。当专以风药，如羌活、防风、升麻、柴胡、白芷之属，必二三剂，缘风能胜湿故也。"吴昆评李东垣之升阳除湿汤"风能胜湿，是方也。柴胡、羌活、苍术、防风、升麻、藁本、蔓荆子、独活，皆味辛而气清，风药也，亦升药也。故可以胜湿，可以升阳"。老中医谢昌仁认为，泄泻主要由风蕴肠腑、湿邪内困所致，治疗应祛风、祛湿，其中祛风原因有三：一者风能胜湿，风药具有祛湿止泻的作用；再者风药能鼓舞胃气，振奋脾胃功能，健运而升清；其三还可祛肠中之风，使肠腑传化恢复正常。朱良春擅用一味苍耳子治疗湿胜濡泄，"盖风能胜湿，清气上行，浊邪下趋，脾胃功能恢复，泄泻自瘥"。

（3）风药升阳以治泻：《内经》云："清气在下，则生飧泄。"脾主升清，脾虚湿困日久则清阳不升，水谷精微与糟粕浊物混杂而成泄泻。风药气味芳香上行，质多轻清主升，能举下陷之清阳，使清升浊降，脾胃复职，故久泻者加风药常能收佳效。《医宗必读》提出治泻九法，其中的升提即重视风药的运用："又如地上淖泽，风之即干。风药多燥，且湿为土病，风为木药，木可胜土，风亦胜湿，所谓下者举之是也。"柴胡、葛根、升麻、藁本、白芷等均为常用之药。李东垣言："干葛，其气轻浮，鼓舞胃气上行，生津液，又解肌热，治脾胃虚弱泄泻圣药也。"《医略六书》曰："升阳除湿汤配伍藁本、升麻、苍术、葛根等，用治脾虚湿胜，清阳不升，泄泻不已者。"

（4）风药疏理肝气以治泻：《医碥·泄泻》中云："有肝气滞，两胁痛而泻者名肝泻。"肝主疏泄，既可助中焦之运化，也能调肠腑之传导。由于情志失调，肝失疏泄，横逆乘脾，脾运化失职而发的腹痛、腹泻亦为常见。风药轻扬善动，能畅达肝气，调理气机，故肝郁之证可借风药之性来疏解，且风药有升脾、燥脾、悦脾之功，肝脾不调之泄泻配伍少量质轻之风药，既顺应肝木之性，又能振奋气机。《药品化义》言苍术"湿在中焦，滞气作泻，以此宽中健脾"。痛泻要方是治脾虚肝郁之痛泻的代表方，其中防风的运用寓意深刻，防风辛甘性温，入肝脾经，与白芍相伍能疏肝柔肝；与白术相伍舒脾升清；又配陈皮理脾胜湿。小柴胡汤为和解少阳的主方，刘永忠认为该方能调整升降，疏理肝脾，治理中枢，切合泄泻病机，用其治疗泄泻，临床验证效佳。

5. 祛风胜湿止泻汤

苍耳子、白芷、广木香、诃子各10g，马齿苋30g，车前草、焦山楂、川楝炭、延胡索各15g，茯苓20g。

加减：若湿盛者，加藿香、佩兰各15g，白蔻仁10g；热盛者，加黄连3g，白头翁20g，秦皮12g；虚损甚者加党参20g，黄芪30g，当归12g。

脾虚与湿胜是导致泄泻的重要因素。外邪入侵或脾虚失运等可致湿胜；而肝旺、湿阻又能引起脾虚，故脾虚、湿胜、肝旺，病机常相互影响。本方以祛风胜湿为主，乃辨病施治之法。方中用苍耳子、白芷等风药为主，其用意有四：一则升举阳气。《内经》曰："风胜湿。"李东垣《脾胃论》说："诸风药，皆是风能胜湿也"，"大抵此法欲令阳

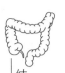
气升浮耳。"故风药升举阳气，阳气升则湿自除，犹离照当空，阴波自散。二则燥湿除浊。《本草述钩元》说："白芷具春生发陈之气……故一切阴浊之邪干于阳明者，皆能除之。"《本草正义》谓其"芳香特甚，最能燥湿，……振动阳明之气，固治久泻之良剂"。三则制肝。白芷、苍耳子入肺经，金克木，故以制肝，此乃取《名医类案·泄》中"太山老李炙肝散"炙（制）肝之意。四则止泻。据现代药理学证实，苍耳子、白芷均有抑菌止泻功效。马齿苋、诃子、茯苓、车前草清热解毒除湿，焦山楂荡涤肠胃积滞，广木香行气，以免诃子留滞；川楝炭、延胡索疏肝理气止痛。全方共奏祛风胜湿、解毒止泻之效。

6. 三黄汤

炙大黄10g，黄连6g，黄芩12g，秦皮15g，败酱草30g，白及30g。水煎取150mL，每晚保留灌肠。

慢性结肠炎，以大便排便次数增多为主症，属中医学"泄泻"范畴。皆因饮食不节，忧思伤脾或肝郁横逆犯胃，使脾胃运化腐熟功能受损，进而湿从内生，湿滞胃肠，水走肠间而致。久则脾肾阳气受损，脾阳不振，从而反复难愈。临床多以中药辨证论治，有较好疗效，但病程长、易反复。三黄汤保留灌肠，药物直达病所，内病外治。黄连、黄芩、败酱草具有较好的清热解毒消炎作用；大黄清热导滞，凉血化瘀，通因通用，对排除肠道湿浊、改善肠壁血液循环，消除水肿，有明显疗效；秦皮收敛而利于肠壁黏膜的修复。本病内服外用并施，标本兼顾，可极大缩短病程，提高疗效，方法简单易接受，值得临床应用。

7. 升阳汤

慢性泄泻，起病缓慢，病程较长，迁延日久，每因饮食不当、劳累过度、情志刺激而发。常以脾虚为主，而脾宜升则健，脾气升发，谷气上升，清阳四布，元气方可充沛，生机才能旺盛；反之脾为湿困，中气下陷，清阳不升，清浊不分，并走于下则为泄泻。故前人对升发脾气十分注重。在《素问·至真要大论》中，首先提出"高者抑之，下者举之"这一调理升降的治疗原则。叶天士明确提示："脾宜升则健，胃宜降则和。"而东垣对脾胃升降亦很重视，正如《吴医汇讲·辨脾胃升降》云："求东垣治脾胃之法，莫精于升降。"因此临床根据这一理论特点，可以将升举脾阳作为一个大法贯穿于治疗慢性泄泻的始终。本方来源于东垣《脾胃论》中的升阳汤，即补中益气汤去参术守补，重用黄芪佐以升、柴，使清阳上升、橘皮导滞降浊、甘草和中护胃，加红花、当归以活血。溏泻属大肠有寒，加益智仁温中止泻，泻止则小便自利。本方是东垣根据"春生，夏长，皆从胃出"及《内经》"病在下，取之上"的理论而立，既不同于用淡渗利小便，又不同于纯用风药，而是止泻在于升阳。

（1）**脾胃气虚，清阳不升**：久泻脾胃受损。法当补益，但古有"脾宜升则健"之说。如果一味壅补反导致运化受碍，故用升阳汤升举清阳，并酌加轻清补脾健胃之山药、芡实、炒谷麦芽，效果较之于单纯用补脾胃之剂佳。

（2）**脾虚肝郁，升降失常**：因久泻脾胃已虚，复因肝郁横逆而犯脾，致使泄泻加重，因此在升举脾阳之基础上加抑肝扶脾之痛泻要方，同时遵循古之"久泻无火""久泻无不伤肾"之说，加用炮姜、肉豆蔻、补骨脂以温补脾肾之阳而见效。

（3）**脾胃气虚，升降失调兼有湿热**：因反复便溏，中阳受损，复受湿热之侵，遵急者治标原则，先以清利为主，湿热祛后，宜积极调理脾胃升降，兼清余邪，不宜再过用苦寒以伤脾胃之阳而使泻加重。

8. 疏肝活血汤

川楝子、延胡索各15g，牡丹皮、桃仁、红花、丹参各12g，白芍、甘草、砂仁各10g，三棱、莪术各6g。

加减：若偏于肾阳虚甚者加肉桂5g，补骨脂10g；偏于脾阳虚甚者加桂枝10g，煨姜15g；腹痛甚者加木香、厚朴各10g；偏于气虚甚者加黄芪20g，升麻10g；肾脱不固者加乌梅10g，五味子15g。

血瘀也能致泻，因此活血化瘀也是治泻的重要一法。《医林改错》

云："泻肚日久，百方不效，是瘀血过多。"盖肝喜条达，若情志失调，则肝气郁结，气机被遏，每可致血行不畅；或因寒湿凝滞，升降失常，气机不畅，血瘀曲肠，久病入络，血脉瘀滞等均可出现瘀血征象，瘀血不除，则气机难调，以致泄泻久治不愈。因此，凡见慢性泄泻，采用其他疗法不效者，可用活血化瘀法并治。本文用疏肝活血汤治疗难治性泄泻，疗效较为满意。方中川楝子、延胡索、砂仁疏肝理气，丹参、桃仁、红花、三棱、莪术、牡丹皮活血化瘀，白芍、甘草缓急和中。诸药相伍，共奏疏肝理气、活血化瘀之功，并随症加减运用。

9. 粟桂理中汤

泡参、炒白术、茯苓、罂粟壳、粳米各10g，干姜1.5g，肉桂0.3g，乌梅9g，炙甘草5g。

本方来源于古方理中丸。慢性泄泻是2岁以下小儿最常见的消化道疾病，四季均可发生，发病以夏、秋季最高。中医认为本病多由脾虚失运，脾肾阳虚所致，病位在脾胃。粟桂理中汤方中干姜温运中焦、祛散寒邪，泡参补气健脾、补而不滞，炒白术健脾燥湿，肉桂温中补阳、益火消阴、补下焦命门之火，茯苓健脾补中、利水渗湿，乌梅酸收敛阴、温中而不伤阴，罂粟壳涩肠止泻，粳米调和脾胃，炙甘草补脾和中并调和诸药。全方奏温肾健脾，酸收止泻之功。脾胃之病，饮食调理至关重要。至于用药，应做到补而不滞脾，消导不伤气，苦寒不害胃，温而不燥烈。对于泄泻严重，并有水、电解质紊乱者，应及时配合体液补充治疗，以免造成严重的并发症。

10. 乌鸡白凤丸

五更泻属慢性泄泻范畴，辨证多为脾肾阳虚。本病病因病机为感受外邪，传导失司，水湿内生，郁而化热，湿热疫毒蕴结肠中，阻滞脉络，腑气壅塞而变生诸症。若脾虚泄泻不止，日久发展为肾阳虚弱，脾失温煦，脾阳亦衰，不能腐熟水谷，故于五更阳气未复之时，发生泄泻。治应以温补脾肾、敛肠止泻为主。《得配本草》载有"乌鸡治脾泻"功效。因而,试用乌鸡白凤丸治疗,收到较好疗效。方中乌鸡、人参为君药,味甘性温,补脾肾之气,补气固脱,止脾泻;当归、熟地黄养血补血;牡蛎收敛固涩;鹿角生精补髓,养血且补肾阳。乌鸡白凤丸具有温补脾肾之阳的功效,用治五更泻药证合拍,故疗效满意,值得临床推广应用。

11. 吴茱萸

吴茱萸用于泄泻,多属慢性虚寒性证候。如患者脾胃素虚,因肝木乘克,清浊不分而泄泻,大便水谷不化,时发时止,伴少腹冷痛,脉弦细者,在温运中土方中,当疏泄肝气,用吴茱萸配以白芍、白术、党参、干姜。若久泻不止,脾阳虚导致肾阳亦衰,每日早晨肠鸣泄泻者,除温补脾肾用赤石脂、五味子等涩肠止泻外,须配以吴茱萸温中散寒。

12. 仙鹤扶元运脾止泻汤

仙鹤草6～15g,红参3～6g,黄芪6～9g,炒鸡内金3～6g,干姜1～3g,茯苓3～6g,黄连2～4g,藿香3～5g,秦皮3～5g,白豆蔻(研末后下冲服)2～4g,大枣3枚为引。

小儿泄泻为常见病,"儿科之圣"钱乙认为本病莫不由中阳不运、气机不调引起,益脾健运是治疗小儿泄泻必循的法则。叶天士治泄特重脾胃。方中仙鹤草气清味涩,其性平和,能敛能涩,行中有收,故又有脱力草之称,现代医学又称其为中药中的"激素"。本方将其列为君药,取其强壮收敛精气之功。红参振脾阳,黄芪益脾振奋元阳,炒鸡内金化食消积,干姜温脾胃,茯苓益中州,藿香伍秦皮化湿醒脾厚肠胃,现代药理学研究表明秦皮对大肠杆菌有强大的抗菌作用。黄连至苦极寒,清热燥湿,运脾和中,且在方中有佐制温热药太过之功。大枣补脾益阴兼调和诸药。本方用白豆蔻而不用砂仁,机制在于肺与大肠相表里,白豆蔻温中健脾止泻,归肺、脾、胃经。《本草通玄》言其功全在芳香之气,入汤液当研细,待诸药煎好,乘沸点服尤妙。本方加一味白豆蔻,使全方颇具灵动之性。观全方扶元运脾贯始终,寒热并调顾胃

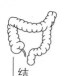
气。故对小儿阳虚久泻，效如桴鼓。小儿脏气清灵，随拔随应，治疗用药宜中病即止，泻止后可服参苓白术散2~3剂调治。

13. 抑泄肠复汤

党参15g，黄芪15g，白术15g，山药15g，菟丝子10g，肉桂10g，高良姜10g，砂仁10g，白豆蔻10g，升麻10g，黄柏10g，柴胡10g，川芎10g，乌梅10g，炙甘草10g。

加减：若泄泻较重者，加赤石脂、禹余粮；腹痛较重者加延胡索、薤白；便下脓血者去肉桂、高良姜，加白头翁、马齿苋；五更泄泻、形寒肢冷者去黄柏，肉桂、高良姜、菟丝子用量增至15g，并加补骨脂。

中药灌肠：苦参30g，白头翁30g，马齿苋30g，附子10g，黄芪20g，诃子10g，甘草10g。水煎至200mL，去渣取汁，温度适中，保留灌肠，每日1剂。

慢性非特异性结肠炎多由外邪犯胃，饮食不节，损伤脾胃；或情志失调，肝气乘脾，治疗失当，日久脾虚运化失职，水湿停留，下注肠道。火热之邪与水湿蕴结肠道，出现湿热内盛证。脾虚日久，后天之本乏源，肾阳不足，不能温煦脾阳，导致脾肾阳虚。病久入络，肠络被瘀血所阻，不通则痛，并可形成后遗症。该病其本为脾胃虚弱，兼肾阳不足；其标为寒湿、湿热、肝郁、瘀血。治疗以健脾益胃、温补肾阳为主，芳香化湿、清热利湿、疏肝解郁、化瘀通络为辅。方中党参、黄芪、白术、山药、炙甘草培补脾胃之气；菟丝子、肉桂、高良姜温补脾肾之阳；砂仁、白豆蔻芳香化湿；黄柏清热燥湿；柴胡、升麻疏肝解郁，升举阳气；川芎化瘀通络；乌梅涩肠止泻。辅以中药灌肠，使药物直达病所，以增强燥湿清热、温阳止泻之功。诸药合用，药症相符，顽疾得愈。

三、当代医家治疗低级别炎症结肠炎经验荟萃

（一）成人病症篇

1. 单兆伟教授治疗结肠炎经验

脾虚为本，湿热为标。单兆伟认为，结肠炎患者兼挟湿热之邪者较多。究其原因，可能有三个方面的因素：①饮食因素。现代人们的生活水平普遍提高，饮食结构与古人大有不同，今人多食肥甘厚腻，或嗜好烟酒，皆可酿湿生热。②社会因素。现代社会竞争激烈，人们思想压力过大，所谓"思出于心，而脾应之"，思虑伤脾，脾虚不运，水湿内停；思则气结，气郁化火（热），湿与热合，相合为病。③气候因素。全球气候变暖，"天人相应"，现今人们的体质以"阳常有余而阴常不足"为多见。"泄泻之本，无不由于脾胃。"脾主运化，以升为健，胃主受纳，以降为和，若饥饱失常，劳倦过度，或久病缠绵，均可致脾胃受损，日久即导致脾胃虚弱，不能受纳水谷和运化精微，脾不升清，胃不降浊，清浊不分，混杂而下，遂成泄泻。从临床看，本病病程长，均超过1年，患者大多有面色少华、纳呆形瘦、神疲乏力等脾胃气虚症状，因此脾胃虚弱是本病根本。

（1）健脾清化：临证之时，单兆伟处方用药充分继承和发扬了孟河

学派用药轻灵之特色。具体体现在以下几个方面：①处方简约，方药纯正。处方不过八九味，一般不超过十二味，药味过多则庞杂不能切中病所，药物之间可相互牵扯无功。②剂量轻。每味药用量不宜过重，否则药过病所，反伤其气。③多选药性平和之品，少用味厚性烈性偏之物，恐其攻伐脾胃之气。如健脾喜用太子参、炒白术、炒山药、炒薏苡仁等。太子参、山药为补气药中的清补之品。

（2）**配合使用升清、涩肠、安神之法**："清气在下，则生飧泄。"单兆伟认为脾虚气馁，清气下陷，用太子参、白术等守补中土之品，甘温壅气，可致中土气滞，宜用升补之法，补中有升，脾气复来，浊阴自降。故治疗结肠炎时，单教授常用荷叶、煨葛根等药。荷叶有清暑利湿，升阳止泻之功效。葛根，味甘辛，性平，气轻升扬，善入阳明之分，既能生津通脉，又能升清止泻，鼓舞胃气。

2. 党中勤教授治疗慢性泄泻经验

（1）**病因病机**：慢性泄泻病程缠绵，反复发作，往往迁延2个月以上。慢性泄泻的病因不外脾失健运，肝失疏泄，小肠清浊不分及大肠运化失司和肾阳不足。上述病因互相联系，互相影响。无论寒热虚实，病机根本在于湿滞。

（2）**治则和方药**：慢性泄泻是一种慢性疾病，治疗要有方有守，取效贵在"守"字。党中勤治疗慢性泄泻以燥湿健脾、理气调中为主，佐以疏肝解郁、温补脾肾、涩肠止泻，以藿香正气散为基本方，在辨证分型的基础上加减化裁。

（3）**基本处方**：藿香15g，白芷8g，苏梗10g，半夏10g，云茯苓30g，炒白术15g，陈皮15g，苍术30g，厚朴15g，车前子30g，大腹皮12g，甘草6g。方中以藿香为君，芳香化湿，升清。苏梗、白芷为风药，风能胜湿，为臣药。云茯苓、白术、苍术健脾运湿，和中止泻；半夏、陈皮、厚朴、大腹皮行气化湿；车前子渗湿止泻；甘草调和诸药，为使药。

（4）**临证加减**：患者以肝旺为主，症见腹痛明显，腹痛即泻，泻后痛减，面色青灰，性情急躁易怒，或情志不畅即泻，脉弦，则重用白芍30～60g，以柔肝抑肝；若以脾虚不运为主，症见面色萎黄，腹痛隐隐，肠声漉漉，便溏质稀或呈水样，舌淡胖，脉濡，治疗配合理中汤，增强健脾化湿之功；若以肾阳虚为主，症见下利清谷，五更泻，面色白，畏寒肢冷，舌淡胖，苔白滑，脉沉等，治疗则配合四神丸加附子、肉桂。

3. 丁甘仁治疗泄泻七证

（1）**泄泻伴慢惊证**：丁甘仁认为，因久泻导致脾土虚寒，脾失健运，清气不升，浊气凝聚，以致阴寒之邪壅滞于经脉，气血运行不利，经脉受病，而成慢惊。如丁氏医案：王孩，泄泻旬日，腹鸣且胀，舌薄黄根白腻，指纹青，已至气关，面色萎黄。此太阴为病，健运无权，清气不升，浊气凝重，恐有慢惊之变，故仿理中汤加味。处方：生白术、炮姜炭、熟附片、清炙草、炒荷蒂、炒怀山药、灶心黄土。

（2）**五更泄泻证**：丁氏认为久泻不愈，肾阳虚衰，黎明之前阳气当振而不振，阴寒较盛，故脐周作痛，黎明即泻，亦称五更泻，泻后腑气通利，故泻后痛减。

（3）**泄泻伴便色青蓝证**：丁氏认为泄泻伴便色青蓝证，与风邪从脐直入肠胃有关，由于风邪夹滞交阻，以致胃肠消运乏力，泌别清浊功能失司，胆汁入胃至肠和风滞相搏，因风在色主苍，胆在色为青，两色相混，清浊不分，而泄泻便色青蓝。

（4）**泄泻伴口舌腐糜证**：丁氏按明代吴昆《医方考·口病方论》"口糜本于湿热"治疗泄泻伴口舌糜腐证，认为久泄脾失健运，湿热内蕴，因脾主口，湿热上蒸，则口舌糜腐。

（5）**泄泻伴厥脱证**：丁氏治疗泄泻伴厥脱证，认为久泄伤脾，脾阳式微，清气下陷而自利，阳不达四肢，卫气不固，津液外泄则为汗，如症见既利又汗，表示体内阳气大伤便成厥，治宜急投理中类温中散寒、回阳救逆。厥证之病机是由阴阳之气不相顺接而成，若厥证进一步发展则可出现亡阴亡阳致脱的危候。

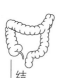
（6）**泄泻伴呕吐证**：丁氏认为，泄泻伴呕吐者，是因土虚木贼，浊气上逆，治当抑木扶土，和胃降逆。

（7）**泄泻伴便血证**：丁氏治疗泄泻伴便血证，在病机方面，是根据张景岳所谓"血之妄行，由火者多，然未必尽由于火也。故于火证之外，则有脾肾阳虚而不能统血者，有气陷而血亦陷者，有病久滑泄而血因以动者"。

4. 冯志荣主任医师治疗慢性结肠炎经验

（1）**病因病机**：慢性结肠炎属中医学"泄泻""久痢""腹痛"范畴。临床观察大多数患者有急性泄泻病史，或因体质欠佳，或饮食失节，或情志失调，劳累过度，病情迁延，出现长期慢性腹泻。从症状上分析，冯志荣认为该病病位虽在大肠，但当责之于脾，张景岳有"泄泻之本，无不由于脾胃"之说。脾主运化水液，脾气不足，运化失司，水津不能四布而流于肠道，清浊不分导致泄泻。稍有饮食不慎或劳累即发，日久而成慢性结肠炎。腹痛为另一主症，以左下腹为主。少腹乃厥阴肝经循行之地，故本病还与肝脏相关。

（2）**治法选方**：党参30g，白术15g，茯苓15g，莲子30g，芡实30g，乌梅15g，赤石脂15g，砂仁15g，木香10g，黄连5g，甘草10g。方中党参、白术、茯苓、甘草健脾益气；砂仁、木香燥湿行气；莲子、芡实味甘力缓，涩肠止泻，兼补脾肾；赤石脂甘酸性温，入胃与大肠，收涩固脱效佳。现代药理研究证实，内服赤石脂能吸收消化道内有毒物质及发酵物，对胃肠黏膜有保护作用。《本草纲目》认为乌梅"敛肺涩肠，治嗽，泻痢"。

5. 张简斋治利六法

（1）**解表和里法**：羌活、甘草各3g，云茯苓、白扁豆衣、法半夏各10g，炒防风4g，陈皮5g，淡生姜各1.5g，炒白蒺藜、炒白芍、焦山楂、焦神曲各7g。张简斋此法宗刘草窗痛泻要方加减而来，痛泻要方本治肝脾不和所致痛泻，张氏加减此方，去白术，加扁豆衣健脾化湿，白蒺藜合羌活祛风胜湿，生姜辛散，二陈、楂曲健脾消滞，表证里泻，皆可治矣。

（2）胜风淡渗法：羌活、生甘草各3g，赤苓、猪苓、炒赤芍各7g，新会陈皮、炒泽泻、炒苍术各6g，炒防风、桂枝各4g，法半夏10g，淡生姜1.5g。张氏此法意宗仲景五苓散法。五苓散原治太阳表邪未解，内传太阳之腑，膀胱气化不利，遂成太阳经腑同病之蓄水证。张氏用此方之二苓、泽泻利小便，使湿从下而出；以苍术易白术，合羌、防解表祛风；桂枝既外解太阳之表，又可内助膀胱气化；二陈健脾以助燥湿。全方组合，则解表分利和中，俱能胜任矣。

（3）解热治利法：煨葛根、炒枳壳、橘皮各5g，鸡苏散（包）、炒竹茹、法半夏各10g，炒子芩4g，赤苓、赤芍各7g，炒川连1.5g。张氏此法系仲景葛根芩连汤、千金温胆汤、河间鸡苏散相合而成。用葛根芩连汤清热利湿，升清止泻，属表里双解之剂，但以清里热为主，单用此方恐解表之力不足，故加用鸡苏散以助解表祛邪。至于温胆汤，张氏说："法中合以温胆，则寓意于和，庶苦寒之芩连，不致有折胃之弊焉。"祛邪不忘护胃，系张氏一贯用药之法也。

（4）芳香化浊法：广藿香、广陈皮、炒茅术、香白芷各5g，半夏曲、大腹皮各7g，苏梗、桔梗各4g，云茯苓10g，川厚朴3g，生甘草2.5g，淡生姜1.5g。张氏此法即藿香正气散加减而成，用苍术以增强燥湿之功，而大枣有助湿生热之弊，故不用。善裁古方，此乃张氏用药又一特点。

（5）疏导治痢法：炒子芩5g，广木香、甘草各3g，炒小川连（后入）、上清水桂（和服）各1g，炙川厚朴4g，当归、赤芍、白芍、尖槟榔、酒制军（后入）各7g，麸炒枳实4g。张氏此法宗芍药汤加味。原方气血并治，兼以通因通用，寒热共投，张氏配加枳、朴两药行气散结，消痞除满，含有承气之意，临床屡用屡效。

（6）温暖脾胃法：炒白术、炒白芍、补骨脂（盐炒）、熟附片、巴戟天各7g，广陈皮5g，炙淡姜、炙甘草、羌活、炒防风各3g，云茯苓、法半夏各10g。张氏此法宗仲景四逆汤及真武汤加味。四逆、真武汤

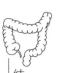
均以附子为君药，大辛大热，温肾暖土，以助阳气。两方合用，脾肾双补，再加巴戟天、补骨脂增强补肾助阳，温脾止泻之功，羌、防两药以助祛湿之力，二陈和中健脾运湿，诸药合用，泄泻即止。

6. 孔光一教授治疗慢性泄泻经验

（1）**升阳除湿法**：孔光一认为，湿邪腻浊交结，最易郁遏机体的阳气，太阴湿土得阳始运，喜燥恶湿，若湿遏脾阳，脾不升清，清气在下，则发为泄泻，临床表现除泄泻无度外，还可见四肢沉困、神疲乏力，或四肢冰冷、舌苔滑腻、脉濡缓等，治以升阳除湿法。孔光一指出升阳不等于补阳，系升发少阳春升之气。肝为阳中之少阳，禀东方木德，属甲木，主少阳春升之气，春气升则万物皆安，这是自然界的规律。人与天地相参，肝气升发条达之性正如春气之升，肝气升发疏泄正常，则脏腑气机升降出入正常，升阳之品多升散行透，故又名"风药"，所谓风能胜湿，即升阳之品具有发散祛邪、开郁畅气、燥湿化痰等作用。临床上孔老常用的升阳药有柴胡、葛根、茵陈、白芷、羌活等。

（2）**益气调脾法**：孔光一认为，甘温益气法能温补脾胃，系治疗脾气虚弱的正法，但临床应用时必辅以调脾行气，因为脾以运为健。如果只因一时的邪盛而出现暂时的脾虚现象，孔光一认为益气法是禁用的，因为益气之品多甘温，甘者有恋邪之弊，容易闭门留寇；又邪多性热，用温者等于火上浇油，实属大忌。其实治疗此类疾病只要通过调运脾胃，驱邪外出，待邪渐去，脾气就会慢慢恢复，即"邪去正自安"。而且益气法只能在三焦通调的情况下才能使用，否则药力必不能到达病所，故临诊时孔光一必补调并用。

7. 李金平治疗慢性泄泻的经验

（1）**抑肝扶脾并用，温阳清热兼施**：李金平认为慢性泄泻患者临床表现虽不一，但多数患者是寒热错杂，肝旺脾虚，木不疏土；或土壅木郁，夹湿夹食；或脾肾阳虚。在治法上，李金平常抑肝扶脾并用，温阳清热兼施。临证时痛泻要方、附子理中汤、四神丸加黄连合用。用痛泻要方抑肝扶脾，附子、干姜配黄连，是寒热并用，辛开苦降，调节其阴阳平衡。李金平特别指出，本病脾肾阳虚为本，湿热为标，所以不能过用苦寒；若过之，则更伤阳气，使之更虚。

（2）**健脾燥湿不应，须求风药胜湿**：李金平常用风药胜湿法，药如防风、羌活、葛根、白芷等，方如荆防败毒散，认为此类药药性辛温而外散，外散能逐湿于体表，辛温能燥湿于体内，湿祛则脾健，泄泻自愈矣。

（3）**清热燥湿不效，治宜补益脾阴**：李金平常说：慢性泄泻，病程日久，极易伤及脾阴，致脾阴亏虚；症见大便次数增多，质薄量少，泻后不爽，伴口干烦热，饮水即腹胀，舌红苔黄，脉细。若不仔细辨证，极易误诊为湿热蕴滞肠道，而投清热燥湿之品，然细察之，苔黄而不腻，便溏而不黏滞，便次多而肛门不灼热红肿，可资鉴别。治宜补益脾阴，常用白扁豆、山药、北沙参、石斛、木瓜、乌梅等，既不能用苦寒燥湿之品，又不能用甘温滋腻之剂。

（4）**症兼顽固腹痛，勿忘化瘀通络**：腹痛是慢性泄泻的常见兼症，若泻前腹痛隐隐，泻后腹痛仍不消失，久治不愈者，乃久病入络、肠络瘀阻所致。李金平常在辨证的基础上加入活血化瘀、通络止痛之品，如土鳖虫、当归、红花、三棱、莪术等。

8. 李克绍教授辨治泄泻探要

（1）**渗利法**：适用于水泻。李克绍认为此类泄泻的病位主要在小肠，因为小肠主受盛和化物、泌别清浊之功，在水谷化为精微的过程中起十分重要的作用，若小肠不能泌别清浊，使水分下出膀胱，而水液直趋大肠则出现腹泻；故治以渗利法，采用利小便的药物如白术、泽泻、萆薢，使水分走前阴，则泄泻除。

（2）**升提法**：适用于飧泄。治疗时必须用治风的药物如防风、荆芥、麻黄、桂枝、葛根等。李克绍认为凡是风药，均能鼓舞胃气上升，胃气一升，则不会泄泻。

（3）**清凉法**：适用于热泻。"热者寒之"，李克绍认为只有苦寒泻热药才能起到泄热止泻的作用，古方黄芩汤效果较好，药如黄芩、白芍、甘草等。

（4）**疏利法**：适用于肠道内有陈旧性未消化、未排泄干净的食物、瘀滞或粪块。根据积滞的不同而采取不同的治法：①如果排出像痰一样的黏浊物质，称痰泻。病情顽固者，用礞石滚痰丸；若病程短，症状轻，只是阵发肠鸣，大便夹痰夹水者，二陈汤加减。②如果泻出的稀粪中兼有未消化的硬块，腹中鸣响，连连放屁，嗳出腐败难闻的伤食气味，此为伤食致泻，治用平胃散加神曲、麦芽等消除积食，则大便正常。③对于酒积者，症见晨泄，大便溏黏，或夹杂粪块，午后仍是多便，用二陈汤加酒煮黄连、神曲。④如慢性腹泻，时轻时重，为积滞顽固，可分为积热和痼冷两种情况。若泻下黄赤、黏浊，或如鱼肠、烂肉，腹胀、腹痛，反不喜凉物及油腻辛辣，五心烦热，口黏口臭，舌赤者为积热，多兼湿，治以将军饮，即一味大黄同黄酒煎服；若泻下如白冻，或谷食不化，不臭而腥，脉细肢冷，喜温恶寒者为痼冷，治以蜡匮巴豆丸，即一味巴豆外以蜂蜡作皮，对于顽固冷积他药不效者，有良好的作用。

（5）**甘缓法**：适用于腹泻，次数多，可能每天数十次，而且一觉要大便则急如厕，舌苔薄白。治当"甘轻缓之"，用甘味药以缓泻下的程度。方用《罗氏会约医镜》中的甘缓汤加减，药如人参、白术、茯苓、升麻、陈皮、薏苡仁、芡实、木瓜、白蔻仁、砂仁、炙甘草等，若加用肉豆蔻、木香则效果更好。

（6）**酸收法**：适用于久泻耗气、气虚不摄之腹泻。症见大便次数多，但粪量不多，无热痛酸臭等症状。治以酸收法，方用酸收丸，药如人参、山药、白术、良姜、诃子肉、石榴皮、五味子等；也可单用一味乌梅或五味子水煎。本法也可与其他法合用，在相应的处方中加入石榴皮、乌梅、五味子等酸味药。

（7）**固涩法**：适用于泄泻日久、肠气下脱之腹泻。症见大便不能止，肛门下坠或有脱肛，虚坐努责等。本法与酸收法不同，临床应用时如只是气虚，有大便即泻，努责不突出者用酸收法；若无大便时也虚坐努责，并兼有脱肛者用固涩法。但固涩法与酸收法都是邪少虚多的情况下，即肛门不灼热、大便不酸臭、舌苔不厚腻、脉不弦者使用，以防止治病留邪。

（8）**健脾法**：适用于脾虚之腹泻。症见大便稀薄，兼有疲乏无力，食欲减退，腹痛发满，口淡乏味，舌苔薄白，脉弱。脾主运化，若脾虚不能运化水湿，则水谷直趋大肠，故而出现腹泻。治宜健脾，药如人参、白术、莲子等；同时可参以渗利小便的药物如茯苓、车前子等。常用的方剂如胃苓汤，药如苍术、厚朴、陈皮、白术、茯苓、泽泻、猪苓、肉桂等。

（9）**温肾法**：适用于大便溏泄，或大便清稀如鸭粪，或五更泻，饮食少，疲乏无力，肢冷，舌淡苔白，脉沉迟细弱。此外，凡脾胃虚寒日久，用温脾药不效者可用温肾法，药如补骨脂、骨碎补、附子、肉桂、益智仁。代表方剂为四神丸，以五味子、补骨脂、吴茱萸温肾为主。

（10）**平肝法**：适用于肝木乘脾之痛泻。症见肠鸣腹痛，大便泄泻，泻必腹痛，舌苔薄白，脉弦。李克绍认为，"肝主筋膜之病""在变动为握"，握者痉挛之义也，故凡见腹泻而兼有痉挛性腹痛者采用平肝法，代表方为刘草窗之痛泻要方，药如白芍、防风、陈皮、白术。

9. 李振华教授健脾温肾法治疗结肠炎经验

（1）**脾虚湿阻**：李振华集多年临床经验，用药之道遵《金匮要略》言"祛湿当以温药和之""祛湿不利小便，非其治也"的治疗原则，取得了良好临床疗效。湿热缠绵，病理是阴阳寒热矛盾交错，治湿当以温药和之，助脾运以化湿。清热宜苦寒燥湿清热，但寒凉不宜太过而伤脾阳。因脾虚才产生湿，湿郁阻滞气机又可化热，故湿热蕴结证湿为阴邪，热为阳邪，病理矛盾交错，复杂难治，病难速已。治疗上祛湿宜用温药，清热宜用苦寒药；用清热药宜中病即止，过则苦寒损伤脾气脾阳；热减则及时加入健脾利湿之品，以治其本。同时佐以疏肝理气，

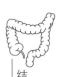

气行则湿化，湿去则热无所存。李振华运用这一观点治疗湿热黄疸等多种湿热病证，疗效卓著。

（2）**脾肾阳虚**："脾阳根于肾阳"，肾阳（即命门之火）能助脾胃腐熟运化水谷，但肾阳又需脾阳运化水谷之精微以作其旺盛之源。二者相互促进，相辅相成。如泄泻日久，脾胃阳虚，水谷精微输布失常，必波及肾阳不足，火不生土，则纳化力弱，谷气下流，泄泻复作。肾阳亏虚，反致脾胃之阳更虚。脾肾阳虚，命门火衰，阴寒则盛，故于每天黎明之际，阳气未复、阴气盛极之时，即令人肠鸣。

（3）**情志失调**：临床除脾虚症状外，伴见嗳气、痛则欲便、泻后痛减、口苦脉弦的症状。若治疗失于及时，则每遇愤怒，泄泻即作。张景岳在分析这种泄泻病理时说："凡遇愤怒即发生泄泻者……此肝脾二脏之病也，盖以肝木克土，脾气受伤而然。"可见精神因素与泄泻的发生和加重有一定关系。

（4）**健脾温肾法**：李振华经验认为，健脾化湿用白术；再温燥一些用苍术；辛温大热药用干姜、丁香；更热则要用大辛大温之附子，附子温脾肾之阳，防止过腻。干姜先用5~6g，药对症后再渐加量；腹泻收敛而不过涩，诃子肉不过10g；寒而不过苦，黄连不过5~6g。治疗过程中一定要注意药物本身是否损伤脾胃。有黏液脓血便者，常加黑地榆、干姜、乌贼骨，收敛止血，化黏液。

10. 刘沈林教授治疗慢性泄泻经验

（1）**脾虚为本，健脾贯穿始终**：健脾之法，当为治泻第一要旨，不仅应体现在慢性泄泻的不同证型中，更须贯穿于治疗之始终。因澄源方能清流，诸邪失去了其赖以生存的病理基础则难以为患。遣方多以四君子汤、参苓白术散为主。在此基础上，若兼邪实，则适当佐以疏利、芳香化湿之品，药不宜多，取其一二即可，以防泄降之甚，而肃杀之气再戕脾胃，犯虚虚之戒，终至无有不败者。

（2）**寒多热少，温肾暖脾为要**：临证之患者，多于秋冬季节或夏季过食冷饮、久居空调低温环境，或过用苦寒之品后，症状转重，大便溏薄，多夹白色或黄色黏液，腹痛温熨则舒，畏寒怕冷，舌淡胖，脉濡细或沉。虽然在症状变化之初，亦有患者表现为泻下臭秽、舌苔腻等一派湿重郁而化热之象，然此时若重投清化，一味以藿、佩、芩、连等，往往收效不显，而仍需求本达源，立法温补，或温脾暖土，或补火生土，俾脾阳振则湿浊化，湿浊化则郁热除。药用炮姜、附片、肉桂、吴茱萸、补骨脂、肉豆蔻、益智仁等，并可少予香连丸，意反佐以制温燥之性。

（3）**善用风药，升阳祛风胜湿**：①升阳。脾主升清，脾虚失运则清阳不升，"清气在下，则生飧泄"，又"下者举之"，风药如升、柴、羌、葛之类，能鼓舞胃气上腾，则注下自止。②胜湿。脾虚湿盛为泄泻病机之两端，缺一无以致泄。而"湿为土病，风为木药，木可胜土，风亦胜湿"，故方中配用防风、羌活、葛根等，祛湿以健脾，使邪去正安。③祛风。土虚则肝木乘而侮之，风属木，木盛而肠内风动，症见肠中鸣响、作泻作痛，此时配用柴胡、防风等可调肝祛风而扶土，以厚肠止泻。④辛散。湿邪久蕴，易生郁热，临床所见，患者舌质淡而苔微黄，此脾虚而有郁热之象，不可清之，恐伤脾阳。故此热非以风药散之而不能去，方中伍以葛根、防风、羌活开郁发散，使热从表去。

（4）**分利水湿，掌握用药指征**：刘沈林认为，利湿之法，临床治泻颇为常用，多予薏苡仁、车前子、泽泻等使湿从小便而去，水谷分利，则泄泻自止。然利水之法，仍总属攻逐之范畴。久泻患者，脾胃已伤，故运用之时，尤须注意"不可利"之情况：如久病伤阴者，表现为形体消瘦、口干、手足心热、舌红少苔等；如形寒气衰者，表现为畏寒肢冷、面色苍白、少气懒言等，应慎防利之而徒伤其阴液元气，反不利于治疗。

（5）**少佐收涩，肃正气防滑脱**：刘沈林认为，在慢性泄泻治疗中，只要非急性发作，常佐收涩药一二，而不必完全拘于邪之有无、用之早迟，既可收耗散之气以助温补之力，又可奏保护肠道黏膜之功，临床用之少有不验者。收涩剂可选方药虽多，但刘沈林用药常选清肠与收涩并举之诃子、芡实、赤石脂、五倍子，如大便夹有黏液，则投以炭类药物如地榆炭、石榴皮等，以防留寇之弊；如诚为久泻无邪，亦不避五味子、炒乌梅等。

11. 刘仕昌教授辨治慢性结肠炎经验

（1）**本为脾虚，运化无权**：刘仕昌认为，本病主症是肠鸣腹痛泄泻，胃肠症状突出，究其根本乃是脾虚。脾主运化，居中土运四极，为后天之本，与肝、胃、肠等关系密切。慢性结肠炎病位在下焦大肠，病根在中焦脾胃，临床所见脾虚寒湿、脾虚肝郁、脾虚湿热三证为多。脾虚所成，或是饮食所伤，或是劳倦所伤，或是七情所伤。恣食生冷、暴饮暴食、厚味酒毒均可致饮食伤脾；尤其南方属亚热带地区，人们贪凉饮冷，习以为常，日之渐久，败胃损脾。刘仕昌认为《医宗必读》所云"……泻皆成于土湿，湿本于脾虚，仓廪得职，水谷善分，虚而不培，湿淫转甚"恰是中医对慢性结肠炎病因病机认识的高度概括。

（2）**标系湿困，邪滞肠道**：本病多有急性泄泻病史，初者往往因饮食不洁，病从口入，湿邪黏滞大肠，以致传导失职，清浊不分，发生泄泻；急性阶段若失治误治，或治疗不彻底，每每致湿邪留恋肠道，迁延不清，日久亦必损伤脾胃，运化失司，造成慢性泄泻，反反复复，缠绵难愈。或因饮食稍有不慎，或受寒热，或因劳倦情志失调，泄泻旋即加剧。当然，素有脾虚者，更易感受湿邪而发泄泻，且病难速愈，反复发作，迁延不已。脾虚湿困，大肠传导失职，清浊不分，邪滞肠道，或损伤气机，或瘀阻脉络，或蕴结化热，或受风寒而壅滞更甚。湿邪恋滞肠道，壅遏不畅，故病见泄泻、腹痛、肠鸣交作。治以理脾化湿，清补并用。处方：党参18g，黄芪、白花蛇舌草各15g，云茯苓20g，黄连9g，白术、苦参、枳壳、秦皮各10g，黄芩、地榆、槐花各12g。每日1剂，清水4碗煎至1碗半，分2次温服。连服7剂为1个疗程，一般治疗3～4个疗程。方中党参、黄芪、白术、云茯苓健脾益气，司运化而助化湿，升提脾气而除胀止泻；黄芩、黄连、苦参、秦皮燥湿化湿而止泻，清热解毒而止痛；地榆、槐花入大肠经，既能清利大肠湿热，又为方中引经药；白花蛇舌草解毒利湿；枳壳行气宽中，消胀除满，也助化湿。诸药配合，标本兼治，清补并举，切中病机，故得良效。若脾虚肝郁甚者，症见腹痛，肠鸣，泄泻，泻后痛减，伴腹胀嗳气，舌淡红、苔白，脉弦细，去党参、白花蛇舌草、苦参，加柴胡10g，白芍2g，延胡索12g；脾虚湿热者，腹胀闷痛而泄泻，泻下不爽，或挟有黏冻，肛门灼热，困倦纳呆，口干口苦，舌嫩红、苔黄腻，脉滑细略数，去党参、白术，加太子参、金银花、车前草各15g；脾虚寒湿者，症见腹胀肠鸣，泻下稀薄，无肛门灼热感，遇生冷泻下更甚，纳呆，口淡，面色无华，舌淡、苔白润，脉细缓，去黄芩、黄连、白花蛇舌草、苦参，加煨生姜10g，吴茱萸12g，砂仁（后下）、陈皮各9g。对各类患者，除口服汤药之外，如有条件者，配合中药保留灌肠，效果更佳。刘沈林常用白花蛇舌草、苦参、火炭母各30g，青皮20g，加水600～800mL，浓煎取汁100～150mL，待温（约37～38℃）保留灌肠，每日1次。

12. 谢昌仁治疗慢性泄泻经验

（1）**祛风胜湿法**：泄泻病理因素在"湿"，脾喜燥恶湿，湿困则脾运失健，胜湿即健脾助运，利小便则实大便。胜湿之法有二，一为以风胜湿，"风为木气，故胜土湿"，此其本也，故风药具有祛湿之用；一为芳淡化湿，用芳香淡渗之品，使湿邪渗利而出。

（2）**升阳益胃法**：此法适用于脾虚湿困，脾气下陷，胃肠不和，虚实夹杂的泄泻。升阳，即升发阳气，使清阳上升，脾阳振奋；益胃，即增强脾胃消化功能，脾胃功能正常，则湿邪可祛，泄泻亦止。

调和肝脾法：脾虚者，肝木乘之。肝旺脾虚，气机失调，脾失健运，亦为慢性泄泻的病机之一，当用调和肝脾法，抑肝扶脾。适应证：腹痛即泻，泻后痛缓，肠鸣矢气频作，胸胁痞闷，嗳气食少，舌红少苔，脉弦。

（3）**补脾温肾法**：本法用于久泻后，正气虚损，由于受邪不同，素质各异，所伤亦不雷同，治疗亦当有别，辨证可分为脾阳虚、脾阴虚、肾阳虚。

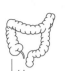
（4）**治疗经验特色**：谢昌仁治疗慢性泄泻，颇具特色，他的经验是：①风药对于本病尤多效用：风药具有胜湿止泻作用，又能鼓舞胃气，振奋脾胃功能，健运升清，还可以祛肠中之风，使肠腑传化正常。因此，列风药为治疗慢性泄泻的要药。②寒温并用：谢昌仁喜将川黄连配炮姜治疗泄泻。川黄连苦寒，能燥湿健脾厚肠壁，并清化湿热；炮姜辛温，温运和中止泻。二药合用，取川黄连健胃理肠，炮姜和中止泻，同时川连制炮姜之温，炮姜化川黄连之寒，使之苦而不寒，温而不燥。二药用量相等，一般各用3g，临证时可根据病情偏寒偏热而酌情加减。③地榆炭、槐花炭、炮姜炭，三炭合用，消除大便黏液。大便黏液之成因，有寒湿与湿热之区别，皆与肠腑不清有关。古人用榆槐连治肠风脏毒，谢昌仁用榆槐清热理肠，炮姜炭散寒祛湿，亦含寒温并用之意。④脾阴不足，医家较少论及，谢昌仁认为久泻患者并不少见，久泻则阴伤。若予滋补，易于腻滞，阻碍脾气，又可造成润药滑肠之弊，故脾贵运不贵补；若用香燥，则更伤脾阴，正气难复，只宜平补淡渗，健脾助运，使脾胃功能恢复，泄泻得止，脾阴亦自然恢复。

13. 脾健不在补，贵在运

（1）**脾健贵在运**："脾健贵在运"的指导思想应用于临床，要求就脾之所喜而去脾之所恶，按照脾胃病各种证候的特点，又采用相应的调治方法，以达到脾运则健的目的。

在运脾的治疗中，首重苍术。苍术味微苦，气味芳香而性温燥，有醒脾助运、开郁宽中、疏化水湿之功效，正合脾之习性。前人论苍白二术，黄元御曰："白术守而不走，苍术走而不守，故白术善补，苍术善行。其消食纳谷、止呕住泄亦同白术，而泻水开郁，苍术独长。"张隐庵进一步指出："凡欲补脾，则用白术；凡欲运脾，则用苍术；欲补运兼施，则相兼而用……"在多年的临床中，我们以苍术为运脾主药，与其他药物配伍，组成多个方剂，或作煎剂便于加减灵活运用，或作散剂、合剂、糖浆、冲剂便于久服，用于多种小儿脾胃病证，均取得了较为满意的疗效。以往有人虑及苍术辛烈刚燥，恐有劫阴之忧。

（2）**运脾化湿法**：湿为阴邪，非温燥之品不化。湿浊化，脾运复，则脾健矣。苍术燥湿运脾，宣阳化浊，是为运脾主药，其他如佩兰、藿香、扁豆、白豆蔻、厚朴花、半夏、车前子等，皆属常用之品。若湿蕴化热者，又可适当配以生薏苡仁、青蒿、六一散、黄芩等清化之品。

（3）**运脾和胃法**：治宜在调节饮食的同时，予以运脾和胃、消食化积之品，常用药：苍术、山楂、鸡内金、神曲、谷芽、麦芽等。积重腹胀者加莱菔子、槟榔、莪术之类，方如消食之保和丸、消乳之消乳丸。

（4）**理气助运法**：气滞不行，当理气导滞，开郁助运，常取香味运行之品。常用药：陈皮、木香、枳壳、槟榔、丁香等，方如木香槟榔丸。若是患儿胃阴不足，恐香燥伤阴，则取药性平和之香橼皮、佛手片以缓运宣通。本法常与其他运脾、补脾、疏肝、理气之法配伍应用，既运行脾气，又利于其他药物之吸收利用，尤防补药呆滞。

（5）**温运脾阳法**：阳气不振，阴寒内盛，治当温运脾阳，以驱阴寒之气。温运脾阳法属补运兼施，温脾为补，因温药性行通利，与补气养血滋阴诸药之呆滞不同，自有温通助运之功。常用药：炮姜、肉豆蔻、益智仁、砂仁、草豆蔻、附子等。方如附子理中丸。

（6）**益气助运法**：益气助运法一般以四君子汤为基础，与以上运脾化湿、运脾和胃、理气助运、温运脾阳法合用。方如异功散、资生健脾丸。临床应用时，补多运少或补少运多，均需按辨证情况酌定。

（7）**养胃助运法**：清补润养之常用药物。所配伍运脾之品，亦需选用平和之品，如谷芽、麦芽、山楂、香橼皮、佛手片、山药等。

14. 石景亮教授治疗泄泻经验

（1）**清热利湿法**：用仙桔汤加味通补兼施，特别是用炒小米，健脾开胃，以助药力，药食同用，增强疗效。后来在此基础上，仍然以通补为主，通补兼施，特别是停药以后自然恢复之力，更说明"陈莝去肠胃洁，……下中自有补，……不补之中有真补存焉"（张从正）。

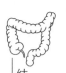

（2）**活血化瘀法**：产后腹泻，多虚多瘀，加之情志郁滞，寒热错杂，治当化瘀生新，调和肝脾。方用生化汤合仙桔汤（朱良春）加减。生化汤逐瘀生新，仙桔汤清肠化瘀止泻。其后采取寒热并用之法，用乌梅丸合痛泻要方、仙桔汤综合加减。

（3）**寒热并调法**：治疗上应寒热并调，方以乌梅丸为主随症加减，或合用朱良春老中医的经验方仙桔汤加减，以通为补，并加以补肾药物以增加温补命火之力；若患者年高体弱血压高，睡眠差，则以痛泻要方合仙桔汤加味，疏肝和胃，安神养心。

（4）**调和肝脾法**：肝体阴而用阳，肝郁化火，火旺阴伤，治用痛泻要方养阴柔肝，疏肝解郁，以助升发条达；同时合用参苓白术散健脾和胃，渗湿止泄。肝郁化解，条达畅舒，脾复健运，水湿自散，故而临床疗效显著。

15. 孙一奎辨治泄泻的经验

（1）**初起兼表，逆流挽舟**：诸药共用，补脾而不壅滞，透热以祛外邪。药后泻止嗽减但鼻塞，里证向愈，故去白芍加川芎上行以通鼻窍。孙氏治疗泄泻初起兼有表证者，在健脾除湿基础上，逆其病势，透热外出，使邪气不能由表陷里。

（2）**虚热滑泄，升清降浊**：诸药合用，阳气得升，里热亦清。药后泄减，脉象和缓，加白扁豆、神曲，健脾化湿而愈。

（3）**脾虚寒泄，升阳渗湿**：孙一奎合李东垣的升阳益胃汤、升阳除湿汤与益胃汤加减，以人参、白术、黄芪、炙甘草甘温益气，茯苓、泽泻淡渗水湿，升麻、防风、苍术之类风药胜湿，以助升腾之气，附子、炮姜、益智仁温中散寒。诸药同用，益气升阳，温中化湿，辅以调理饮食与情志，诸症自解。

（4）**气虚而泄，补养为先**：孙氏治疗气虚泄泻，多以补脾益气为主。

（5）**脾肾阳虚，温补下元**：孙一奎则以温补下元为法，方用壮原汤（人参、茯苓、白术、干姜、肉桂、附子、补骨脂、陈皮、砂仁）加减，以补骨脂、杜仲、菟丝子、山茱萸温肾阳，人参、山药补脾肾，茯苓、泽泻利水湿，佐肉豆蔻暖脾胃、固大肠。全方辛温大热，补火生土，温肾壮原。

（6）**虚挟痰食，温化而安**：孙一奎多以壮原汤加减，首选人参、补骨脂、肉桂、杜仲，或加菟丝子、山茱萸补益肝肾，或加升麻、防风升举清阳，或加茯苓、泽泻利水渗湿，或加肉豆蔻温中止泻。

（7）**泄泻属湿，化湿健脾**：孙一奎认为泄泻初起多因于湿，治湿泻之法，宜燥脾利水。方用藿香芳化湿浊；白术、苍术、半夏、陈皮燥湿健脾；泽泻、茯苓利水渗湿；人参、甘草益气健脾；香附为血中气药，妇科要药，产后更宜。《本草蒙筌》言香附为"诸血气方中所必用者也，快气开郁，逐瘀调经"，使"宿食可消，泄泻能固"。此方健脾化湿，淡渗利水，又与产后相宜，选药平和而全面。

（8）**食积于下，引而竭之**：孙氏予醋炒五灵脂，酒糊为丸活血止痛。小水通利后白带仍下，予香附炒黑、枯矾、益母草燥湿止带、活血祛瘀而愈。孙氏运用寒下法攻逐下焦郁热食积，后予消导之剂调理，急则活血止痛，缓则祛湿止带。

（9）**痼冷在肠，攻逐寒积**：孙一奎攻下积滞亦顾护脾胃。此温下之法，亦为今人所倡导。

（10）**疳积泄泻，扶胃消滞**：孙氏治疗疳积泄泻，随虚实变化而用攻下、消导、温中、健脾诸法，善师古人之心，明证不执方。

（11）**诸邪胶结，剂凭症发**：孙氏认为不常之症，须用不常之药，剂凭症发，难拘常套。渴而小便不利者，当先利其小便，用益元散为君解暑清热，利小水实大便；山楂为臣消食积；红曲、泽兰化瘀血、安魂，香附理气、消饮食积聚，共为佐；橘红、半夏曲、茯苓为使统理脾气；三棱破血行气消积。全方熔解暑、消积、化瘀、理脾于一炉，不拘常剂。患者饮下即稍睡为阴阳和合。恶露行后，减去三棱、红曲，防破血太过，加白扁豆化湿止泻。终以四君子汤加白芍药补脾益气；益元散、白扁豆、青蒿解暑化湿，清余热；香附、炮姜温化积滞，调理而安。

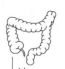
（12）**积痰在肺，因而越之**：孙氏效法丹溪治病必求其本，以宣化治泄泻而得安。孙氏引王纶言，病有当吐而不可吐者，如尺中脉按之有力则当吐之。

16. 唐宋教授治疗泄泻八法

（1）**宣化法**：泄泻病机主要责之于湿，湿邪阻于中焦脾胃，症见神疲嗜睡、口甜、口腻、大便溏薄、纳呆、舌苔厚腻。湿邪阻于肺卫肌表，则见发热身困，便溏泄泻，腹痛、肠鸣伴胸闷脘胀，喉间黏痰或有饮邪。湿邪阻滞，使脾不能运化，肺不能宣发，治疗以宣肺以散湿，运脾以化湿。

（2）**分利法**：泄泻之病，特别是水泻多是由水气侵袭胃肠，水谷不别，清浊不分而致。症见：泄泻如水，水肿腹胀，小便不利，舌淡胖，舌苔浮滑，脉濡细。或慢性泄泻，水湿之邪偏胜而脾虚不明显者。治以分利水湿为则，佐以健脾。

（3）**升清法**：脾主升清，升发阳气，清阳不升，则浊阴滞留，阳气下陷，可出现饮食减少、体倦肢软、四肢不收、肢体重痛、少气懒言、面色萎黄、腹胀、便溏泄泻、脱肛、子宫脱垂、崩漏、易感冒、身热自汗、气短乏力、舌淡苔薄、脉虚大无力等症状。治以补中益气，升阳除湿，降浊益胃为法。

（4）**消积法**：饮食不节，宿食内停，阻滞肠胃，传化失常，食积化热，腐败下注，宿食不化，浊气上逆，症见腹痛肠鸣、泻下粪便臭如败卵、泻后痛减、脘腹痞满、嗳腐酸臭、不思饮食、舌苔垢浊或厚腻、脉滑。《景岳全书·泄泻》说："若饮食失节，起居不时，以致脾胃受伤，则水反为湿，谷反为滞，精华之气不能输化，乃致合污下降而泻痢作矣。"治以"通因通用"之法消积导滞，恢复脾胃运化功能。

（5）**疏肝法**：若脾胃虚弱，或肝旺肝郁，均可导致肝脾失调。吴鹤皋云："泻责之脾，痛责之肝，肝责之实，脾责之虚，脾虚肝实，故令痛泻。"出现腹痛泄泻，泻后痛减，脘胁疼痛胀闷不适，神疲食少，口燥咽干，情志抑郁，或月经不调，乳房胀痛，舌淡红，脉弦而虚等症状。治以疏肝理脾法，调和肝脾功能。

（6）健脾法：脾胃虚弱，运纳无力，湿邪偏胜，饮食水谷不化，清浊不分。症见：饮食不化，胸脘痞闷，肠鸣泄泻，四肢乏力，形体消瘦，面色萎黄，舌淡、舌苔白腻，脉虚缓等脾虚湿胜之症状。治以益气健脾，渗湿止泻，升阳生津为法。

（7）温肾法：肾虚，肾精不足，则命门火衰，火不暖土，脾失健运，脾肾阳虚，阴寒凝聚。可出现五更泄泻，不思饮食，食不消化，或久泻不愈，腹痛喜温，腰酸肢冷，神疲乏力，腹胀，舌淡苔薄白，脉沉迟无力等症状。《医方集解》云："久泻皆由肾命火衰，不能专责脾胃。"《张氏医通》云："以肾旺于亥子丑之时，固（泄泻）特甚也。"古人有"补肾不如补脾""补脾不如补肾"之辩。实际上，先天赖后天之充，后天赖先天以养。治疗宜温肾暖脾、固肠止泻，以补肾为主。

（8）酸固法：慢性泄泻，久泄。病机主要是肾阳不足，命门火衰，肾失封藏，肝失疏泄，大肠滑脱。治宜温肾疏肝，固肠止泻。

17. 陶淑华治疗慢性泄泻经验

（1）大便带黏冻者，加煨木香15g，小川黄连5g，马齿苋30g，炒秦皮10g，凤尾草15g。

（2）大便带脓血者，上药加槐花炭15g，侧柏炭15g，荆芥炭15g。

（3）里急后重，属气滞者，加花槟榔15g，大腹皮15g。

（4）属气虚下陷者，加生黄芪30g，炙升麻10g，春柴胡10g，煨葛根15g。

（5）夹不消化食物者，加谷芽、麦芽各15g，焦山楂、焦神曲各10g，炙鸡内金10g。

（6）久泻不止者，加煨诃子10g，石榴皮15g。

（7）滑脱不禁者，加赤石脂30g，禹余粮30g。

（8）兼阴虚者，加炙五味子10g，炙乌梅10g；有胃病泛酸者，减量用5g。

临床篇

151

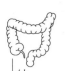
（9）腹痛为主的慢性结肠炎，用炒防风15g，炒芍药15g，炒白术15g，生甘草3g，炒陈皮10g，老苏梗10g，香白芷（后下）10g，炒延胡索15g，生麦芽15g，制香附10g，台乌药10g。对腹痛以寒痛为主者，加荜茇（后下）5g、上肉桂（后下）5g、淡吴茱萸5g、生姜2片，大红枣8枚，并建议患者每日服用保健粥：糯米适量；大红枣10枚；苹果1个，洗净，不要削皮，切片状，去心，一起煮稀饭（偏稀一点），每日一顿。苹果另外煮烂后吃苹果泥亦可。

18. 王福仁主任医师治疗结肠炎临床经验

（1）**方药**：内服方（自拟溃结方）。方药组成：炒白术10g，炒赤芍10g，炮姜5g，苦参12g，白头翁12g，炒山楂12g，炒防风9g，薤白10g，制大黄3～5g，生甘草5g。湿热盛加黄连3g，黄芩12g；血便多加三七粉（冲）3g，生地榆15g；寒凝腹痛加炒白芍15g，制附片10g；便黏连白冻加石榴花15～30g；里急后重加枳壳10g，炒槟榔10g；滑脱不禁加乌梅炭10g，罂粟壳15g；五更泻加吴茱萸5～10g，肉桂（后下）4～5g。

（2）**灌肠方**：用枯矾5g，五倍子15g，地榆15g，苦参子5g，水煎成100mL，加锡类散0.3g×2支，浓煎保留灌肠。

（3）**补与通的应用**：对于本虚的治疗，王福仁遵循的是"脾不在补而在运"。脾的主要功能是传输运化，脾健运则湿化。湿邪是致病的基本因素，因此方中不用黄芪、党参补脾，而用白术、炮姜温中健脾，消除结肠炎内在的发病因素。"腑以通为用"，食物受纳入胃，小肠分清泌浊，大肠传导，全赖于六腑的"传化物而不藏"；若饮食不化，壅滞肠胃，则积湿化热，如舌苔厚腻，中脘胀满，少腹隐痛，甚者还有口臭，便下赤白黏冻，如不通腑泄浊必将迁延难治。故常配山楂、制大黄助运消积化，尤其小剂量的制大黄，是治疗久痢的妙药。《本草纲目》记载其治疗"下痢赤白，里急腹痛"，在辨证论治过程中，选用中小剂量制大黄灵活变通，通因通用。小剂量（2～5g），在于健胃消导化浊，使腑气通、浊气消，口臭之类症状顿除，清阳得以升发；若腑实证比较明显，则用中剂量（5～10g）泄浊，疗效也很满意。现代医学研究表明，大黄内含大黄素和鞣酸，制后可破坏大黄素，能够改善局部组织血液循环，利于溃疡组织炎症的吸收，并有明显的止血作用。

19. 王国三教授治疗泄泻七法

（1）**祛湿法**：淡渗利湿法，即分利法，使湿从小便去，即前人所谓"利小便可以实大便"。泻由脾湿而起，故治泻除化湿以消无形湿邪外，也须淡渗分利有形之湿邪。"初宜分利中焦、渗利下焦"，一般急性、实证的泄泻，多采用分利法。常用利湿药有茯苓、猪苓、泽泻、车前子、木通、茵陈、滑石等，代表方剂有五苓散、猪苓汤、六一散等。祛风胜湿法，即升提法，治疗泄泻，有时配合应用祛风升提药物，如升麻、柴胡、防风、桔梗、葛根、羌活等。

（2）**疏散法**：也称疏利法，包括祛逐和消导痰凝、水停、食积、气滞，前人谓"实则泻之，通因通用"，多是指消食导滞法，适用于饮食所伤，食积而泻，症见腹痛肠鸣，泻下臭秽，伴见嗳腐吞酸，脘腹痞满，不思饮食，舌苔垢浊，脉滑数。药用焦槟榔、焦三仙、枳实、莱菔子、谷芽、鸡内金等，代表方剂如保和丸、大山楂丸、枳实导滞丸、槟榔四消丸等。

（3）**泻热法**：本法适用于湿热、暑湿、食积化热及寒热错杂等热象显著时，实则包括了清热解毒法和清热凉血法，常用四黄（大黄、黄芩、黄连、黄柏）、白头翁、马齿苋、秦皮、地榆、生地黄、虎杖等，代表方剂如黄连解毒汤、大承气汤、槐角丸等。

（4）**调气法**：调气解郁法旨在恢复肝胆正常的疏泄条达功能，从而恢复脾胃运化功能。适用于情志所伤、肝脾失调的泄泻，前人谓"痛泻"，现代医学所说的肠易激综合征及旅游者腹泻可参考治疗。药用柴胡、郁金、香附、川芎等，代表方剂如痛泻要方、柴胡疏肝散、当归芍药散、逍遥丸等。

（5）**健脾法**：健脾即可运湿、祛湿。脾喜辛香、喜燥、喜升，故辛温香燥的干姜、肉桂、广藿香、佩兰、砂仁、肉豆蔻，以及具有升提作用的祛风药如防风、升麻、羌活等皆可悦脾、醒脾、助脾健运，皆可

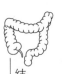
看作是广义的健脾祛湿药。若泻下伤阴、津亏血虚者，选取性味平和的健脾祛湿药，如白扁豆、白术、麸炒薏苡仁等。其代表方剂如参苓白术散、七味白术散、健脾丸等。

（6）**温肾法**：温肾即可以暖脾，用于脾肾阳衰之虚寒久泻，即前人谓"寒则温之""补火生土"，代表药如肉桂、炮附子、吴茱萸、补骨脂等，代表方剂如四神丸、金匮肾气丸等。

（7）**固涩法**：对于虚泻、久泻和实邪将尽的泄泻，小量应用固涩药物常可收到事半功倍的效果，可有效缩短病程。常用的固涩药有：赤石脂、禹余粮、石榴皮、肉豆蔻、罂粟壳等，代表方剂如赤石脂禹余粮丸、真人养脏汤等。

20. 徐文达辨治泄泻经验

（1）**化湿调气，传化归顺**：湿邪是致泄泻的主要原因。湿可兼风，又可夹寒夹热。治疗湿邪所致的泄泻，徐文达认为应以治湿为主，湿化则气机调畅，肠道传化功能正常，则泄泻可愈。

（2）**通补协调，仓廪安和**：泄泻日久，往往虚实兼杂，虚则宜补，实则宜通，通补之法，全在临证之时权变。徐文达认为补泻孰为先后，孰为主次，须把握时机，必待邪去方可言补。

（3）**温肾补火，顾护门户**：肾主气化而司二阴，大小便的排泄都有赖肾的气化作用。苟老年肾亏，命门火衰，气化不力，也可致泄泻日久不愈。徐文达认为当从肾论治，用温肾补火及补中益气等法随机诊治。

21. 薛西林运用和法治疗泄泻验案

薛西林认为和法的使用应体现在以下四个方面。

（1）**作用于枢机**。肝胆脾胃是人体气机开阖升降的枢机所在，而脾胃病多表现为气机升降开阖的失调。故调理气机应是脾胃病的最主要方法，并应做到开中有阖、阖中有开；升中有降、降中有升，调和致中。

（2）**药物要作用于矛盾的双方**。虚实夹杂、寒热错杂、肝脾同病、升降失调的现象在脾胃病中表现得尤其突出，因此在治疗中必须统筹兼顾，矛盾双方同调，故遣方用药时要特别注意动与静、升与降、泻与补、寒与温、气与血等对立矛盾的调和。

（3）**时时注重护卫脾胃之气**。脾胃为后天之本、气血生化之源，故护卫脾胃之气应贯穿于脾胃病治疗的始终。即使需要攻伐荡涤，也要中病即止，并在攻伐中加以护卫脾胃之品。

（4）**辛开苦降为调理脾胃气机的最常用组合**。辛主散，主通主升，可以疏肝气、消痞气、破壅气、开结气、升脾气；苦能降胃气、燥湿气、坚胃肠，辛温苦寒之品的有机合理配伍可以起到疏理气机、调和升降的作用。

22. 杨友鹤治疗泄泻经验

利湿浊、开旁路治疗慢性泄泻：对于慢性泄泻，杨友鹤认为脾虚湿胜是其基本病机，故治疗常以健脾胜湿为主，兼用通涩之法，临床常以胃苓散加减化裁。方中以茯苓、车前子、泽泻利水渗湿，开通旁路；且茯苓、车前子又有健脾之功。脾喜燥恶湿，方中以苍术燥湿健脾，恢复脾之功能。当根据脾虚及湿胜的轻重，斟酌应用通利小便及涩肠止泻药物，其总结为："初泻勿塞泻，久泄勿滑肠，湿乃泄之本，寒热要分详，补塞若太早，缠绵不寻常。"因泻久更伤阴津，临床经验用炒当归、生熟地黄炭治疗慢性泄泻，当归炒用、生熟地黄制炭益脾肾而无滋腻滑肠之弊，且平添涩肠保津之功。

23. 张继泽治疗慢性泄泻经验

（1）**谨守病机，调和肝脾**：张继泽以整体观念分析其原因，认为与社会竞争压力的增加、饮食结构和生活规律的改变密切相关。《三因极一病证方论·泄泻叙论》有云："喜则散，怒则激，忧则聚，惊则动，脏气隔绝，精神夺散，以致溏泄。"精神紧张、焦虑不安、忧思恼怒、所愿不遂，以致肝气失于疏泄，横逆乘脾犯胃，脾胃受制，运化失

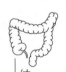

常，水谷精华不能吸收，清浊不分并走大肠而成泄泻。又有嗜食肥甘，或恣食海鲜生冷，复以食无定时，久则损伤脾胃，脾胃虚弱则不能受纳水谷和运化精微，遂成泄泻。正如《景岳全书·泄泻》所说："饮食不节，起居不时，以致脾胃受伤，则水反为湿，谷反为滞，精华之气不能输化，乃至合污下降而泻利作矣。"就当今临床所见，泄泻病程既久，则肝郁和脾虚在病理上每每互相影响，虽有肝强脾弱主次之别，而总属肝脾不调之证。

（2）**细辨兼症，各施其治**：①兼湿热：多见于嗜食肥甘厚味，并肝胃之火素盛；或脾虚生湿，日久郁而化热，而致湿热之邪滞留肠中，引发泄泻。症见大便急迫或泄而不爽，色黄味臭，常带黄色黏液，甚有脓血，肛门灼热，里急后重，口有秽味，脘痞呕恶，舌红苔黄腻，脉滑。治宜清热化湿，以基础方合葛根芩连汤加减，药用：炒苍术、炒白术各10g，白芍15g，陈皮10g，醋柴胡5g，枳实10g，川楝子5g，煨木香10g，煨葛根15g，黄芩10 g，黄连3g，炒薏苡仁20g，炒建曲12g。大便黏液较多者，加马齿苋、红藤、败酱草；见脓血者，加失笑散、地榆、仙鹤草。清化湿热当注意苦寒药的用量，如需重用则每配炮姜5g，以防损伤脾胃阳气而无力驱邪外出。②兼寒湿：恣食海鲜生冷或寒湿之邪侵犯脾胃；或脾胃运化失健导致寒湿内停，则脾胃功能障碍而生泄泻。症见大便清稀，完谷不化甚或泻出如水，常带白色黏液，腹痛肠鸣，脘腹怕冷，受凉加重，口泛清水，脘闷纳呆，舌淡苔白腻，脉濡缓。治宜散寒化湿，以基础方合理中汤或胃苓汤加减，药用：炒苍术、炒白术各10g，白芍15g，陈皮10 g，醋柴胡5g，枳实、川厚朴、煨木香各10g，桂枝、干（炮）姜各5g，乌药10g，小茴香5g，茯苓15g，炒建曲12g。寒重者尚可加熟附片、肉桂；大便如水则加炒山药、炒薏苡仁、猪苓、泽泻。③兼肾虚：多见于年高体弱或久泻不愈者。肾阳虚衰或久病及肾，命火不足则不能温煦脾土，运化失常遂成泄泻。症见五更泄泻，腹痛隐隐，腹胀肠鸣，形寒肢冷，腰膝酸软，舌淡苔白，脉沉细。治宜健脾益肾、温阳止泻，方用附子理中汤合四神丸加减，药用：熟附片5g，潞党参、炒苍术、炒白术各10g，炮姜5g，补骨脂10g，吴茱萸、煨肉果、五味子各5g，陈皮、煨木香各10g，炒建曲12g，炙甘草3g。年老体弱者，加黄芪、炒山药；久泄不止、肛坠明显者，加煨葛根、炙升麻；如无实邪见证，可加石榴皮、诃子肉、赤石脂等涩肠固脱之品。

久泄不止、滑脱不禁，如属脾肾阳虚者，可加少量温涩药并伍理气升阳之品，使其涩而不滞，当属常法。倘因湿热、寒湿、食滞等尚有实邪者，则应慎用收涩药物，以防闭门留寇，病邪难去；另选加化湿药或消导药，常可收到良好效果。开胃助运慎用收涩：张继泽在辨证论治时常遣用消导之品，如炒建曲、炒谷麦芽、炒山楂、鸡内金、砂仁等，开胃助运使邪无留滞，以促进脾胃功能的恢复。

（3）注重调护，详嘱配合：张继泽在接诊每一位慢性泄泻患者时，都会耐心为其分析病情，强调自我调护的重要性，以取得患者的密切配合，有利于病情的恢复和疗效的巩固。内容主要包括情绪、饮食、冷暖三个方面：①畅情志。本证虽属难治，但非不治，因而首先要消除恐惧心理，药物治疗才会发挥应有的作用。其次在生活中要保持乐观豁达的心态，学会遇事自我调节情绪，以防"十剂之功，废于一怒"。再者在工作上要张弛有度，不能过于紧张劳累，以免加重病情或延缓恢复。②慎饮食。宜进容易消化、低脂肪、高蛋白饮食，忌食生冷酸辣油腻之品。饮食有节，定时进餐。同时可以自我尝试，如遇诱发或加重病情的饮食，日后则应忌食。③适寒温。在季节转换或气温变化时，要及时增减衣被，以防过冷过热而致病情反复。同时还应交代患者，在病情缓解后仍需坚持用药，不可中病即止；亦当随时调护，以求巩固疗效。

24. 张杰论治慢性泄泻经验

慢性泄泻不只是肠的局部病变，而是一种全身性病变，与脏腑功能障碍、阴阳平衡失调关系密切。总以脾虚为本，以寒湿、湿热、肾虚、肝郁、血瘀等为标，临床多见虚实并见、寒热错杂、气血同病。治宜标本兼顾，温清同施，气血并调。病久体虚、正气不足是本病缠绵难愈的根本原因。

时刻不忘健脾固本，以此为治泻第一要旨，虚时为主，实时为佐，

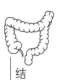

不仅应体现在慢性泄泻的不同证型中，亦须贯穿于病程之始终，因澄源方能清流。

25. 张任城教授治疗慢性泄泻经验

（1）**脾虚为本，健脾益气贯穿始终**：对于慢性泄泻，益气健脾、补中升清是张任城治疗的基本原则，每以参苓白术散加减。药物以党参、炒白术、茯苓、扁豆、炒山药、炙甘草等最为常用。

（2）**益火暖土，补先天以实后天**：治疗本证，尤其是老年患者，强调培补先天以实后天，寓健脾于温肾之中，温补肾阳，使肾气足则开阖有权，并能温煦中焦，以参苓白术散健脾益气合四神丸、附子理中汤温补肾阳，也是张老合方治疗慢性泄泻特色之一。

（3）**湿盛为标，补泻兼施，寓通于补**：慢性泄泻急性发作与急性肠炎之泄泻性质不同，此时脾胃已伤，气阴已耗，若分利太过则重伤阴液，苦寒过重益损脾胃。常以参苓白术散合仙桔汤治之，药量不宜大，中病即止。病势缓和之后，再以健脾益气、温补脾肾之剂善后调理以顾护脾肾，使邪祛而正不伤。仙桔汤药物组成：仙鹤草30g，桔梗6g，乌梅6g，白术10g，木香6g，白芍10g，白头翁10g，槟榔2g，炙甘草6g。若苔白厚腻属湿盛者，加二陈汤、附子理中丸温阳化湿，使湿去脾运；湿热者可合白头翁汤或葛根芩连汤。

（4）**泻下无度，固涩止泻，每取佳效**：张任城认为对于久泻无度无食积痰阻、寒热邪气者，非收涩无以建功，故于健脾温肾等方中加赤石脂20g、禹余粮10g、罂粟壳6g收涩止泻，每获良效。但收涩之法不可滥用，若有邪气内阻者，误用收敛则易闭门留寇，反致病重不愈。

26. 张珍玉论治泄泻经验

（1）**以健脾为治泻之首务**：甘温补脾药乃治本之剂，于脾虚湿盛之泄泻尤为切合，而用苦温燥湿药仅能祛邪治标。因此，燥湿药不一定健脾，而健脾药可以燥湿。所以，张珍玉一般选择健脾作为除湿的主要途径。

（2）**以疏肝为运脾之手段**：肝主升发，肝气舒畅条达可以促进脾气的升清。《素问·阴阳应象大论》说："清气在下，则生飧泄。"泄泻，尤其是久泻，大多存在脾气下陷。肝主疏泄，调畅气机，可推动津液的输布环流。泄泻的基本病机存在脾虚生湿与湿盛困脾的矛盾运动，除湿祛邪有助于恢复脾运，故为治疗泄泻的重要环节。从气与津液的关系而言，气能行津，气行则津行，气顺则一身之津液亦随之而顺。

（3）**以温肾为健脾之羽翼**：脾阳根于肾阳，肾阳不足，不能温脾，脾肾阳虚，清阳不化可致泄泻；久病及肾，久泻无火，泄泻日久必定导致命门火衰。因此，温补肾阳也是治疗泄泻的大法之一。

（4）**以淡渗为止泻之蹊径**：张珍玉常用的淡渗利尿而实大便的药物有茯苓、薏苡仁、车前子、泽泻等。其中，茯苓与薏苡仁，既能利水渗湿，又能健脾补中，是淡渗止泻的理想药物。而车前子与泽泻之类，虽然也有良好的渗湿止泻作用，但其利水的同时，易伤气阴，故只能暂用，中病即止。

27. 赵文霞治疗慢性泄泻经验

（1）**寒热并用**：适用于寒热错杂、虚实兼夹的泄泻。该病由于病程长，病情反复发作，缠绵难愈，损伤脾胃，运化失职，湿邪停聚于中焦，郁而化热；或久病及肾，致脾肾阳虚，寒自内生。故赵文霞指出久泻虽然多虚，但夹实者不少；久泻虽然多寒，但夹热者恒多。因此治疗久泻，必须审查寒热虚实的轻重，才能收到较好的疗效。

（2）**益气升提**：适用于脾虚湿困、中气下陷、胃肠不和、虚实夹杂的泄泻。本病常以大便次数增多、便后仍感便意未尽为主，伴腹坠胀肠鸣。此为脾胃清阳不升、湿浊下滞大肠所致，即《内经》所云"清气在下，则生飧泄"之故。

（3）**重视疏肝**：泄泻久治不愈，注重调理肝脏。肝脾在生理上密切相关，肝木疏土，助脾运化；脾土营木，利其疏泄。肝主疏泄条达全身各脏腑的气机，只有肝气畅达，脾才能很好地发挥运化水谷精微和升清降浊的功能；脾气健运，气血生化有源，肝血充沛，肝脏得阴血以柔润，肝气才能得以条达。肝脾在生理上的密切联系，决定了病理上也相

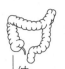

互影响。木不疏土，肝脾不调；脾土壅滞，反侮肝木。或因忧郁、恼怒、情绪激动导致肝木之气失于条达，横逆克犯脾土，引起木不疏土气或因脾虚失运，气血生化无源，肝木失于阴血濡润，而导致肝乘脾土，致使脾失健运，清阳不升，浊阴流于下。泄泻病本在脾虚，脾土亏虚，肝木失养，而致肝旺乘脾，使脾气更虚，形成恶性循环，而使泄泻久治不愈。

（二）小儿病症篇

1. 陈寿春辨治小儿泄泻六法

（1）**通利固涩法**：临证不论泄泻新久与否，若无明显热象、积滞不多、便无腥臭、腹软不胀、苔薄不厚者，可在通利法基础上，佐以固涩，药如诃子、芡实、肉豆蔻、粟壳、乌梅等。立方应以通利为主，导湿下行，解其脾困；以固涩为辅，通中寓敛，缓其泻势。且通涩并用，相反相成，相得益彰，既缓泄泻急迫，又制通利太过，于体实者以杜其转虚，于体虚者可防其益虚。

（2）**运脾化湿法**：运脾化湿药首推苍术，该药性味微苦，芳香悦胃，开郁宽中，醒脾助运，疏化水湿，旨在运脾以升清，祛湿以通阳，集运脾与化湿之功于一身，正合脾之习性，尤中本病之肯綮。陈寿春每据证选用理气运脾化湿之陈皮、砂仁，芳香运脾化湿之藿香、佩兰，温中运脾化湿之白豆蔻、干姜等。

（3）**清利护中法**：小儿五脏六腑未全未壮，既经不起邪气摧残，更不堪药物孟浪，临证用药贵于权衡轻重，不得有分毫之差；因湿喜伤阳，热则伤阴，若苦寒重剂，服用长久，则欲速不达，反伤阳败胃，伐儿生气，应中病即止。为顾护中州，长养脾胃，陈寿春每选白扁豆、生山药，不湿不燥，补益脾胃，庶能减缓病症，苦不伤胃，寒不伤阳，益收止泻之功。

（4）**温脾升阳法**：若小儿腹泻迁延久羁，或阳虚端倪已露，或症

160

见面㿠神疲，四肢欠温，气短微言，肛门不收，脉沉迟缓，指纹淡隐者，治疗时应注意温脾升阳，以恢复紊乱的脾胃升降之机。但湿不能纯温，补不可过甘，否则温补太过，气机壅滞，脾实中满，"气增日久，气胜化火"，酿变他证。若中焦虚寒者，用理中汤加葛根、升麻；若脾胃湿存者，用参苓白术散加减；若中气下陷、清阳不举、久泻不愈者，用补中益气汤进取。

（5）**补养脾阴法**：脾土以湿气化气，是故由脾阴亏虚而致泄泻，若专事温燥渗利频投，岂不债事！治拟敛养脾阴以止泻，夫善补养脾阴，宜甘宜淡宜平。药如太子参、怀山药、扁豆、莲子、谷芽、茯苓、甘草、白术、白芍、乌梅、芡实、粳米等。这些药物其性平和，甘以补脾，淡以渗湿，润而养阴，滋而不腻，凉而不寒，补而不温，益而不滞，既无育阴助湿碍脾之虞，又无温补助火劫津之弊。

（6）**平肝镇惊法**：陈寿春常宗《医宗金鉴·幼科杂病心法要诀》中"惊泻因惊成泄泻，夜卧不安昼惕惊，粪稠若胶带青色，镇惊益脾服通灵"三旨。治宜平肝补脾，镇惊安神。先用益脾镇惊散（人参、白术、茯苓、朱砂、钩藤、甘草）定惊，嗣予养脾丸（人参、白术、当归、川芎、青皮、木香、黄连、陈皮、神曲、山楂、砂仁、麦芽）理脾调中。

2. 陈一鸣治疗小儿泄泻经验

陈一鸣认为，小儿脏腑功能娇嫩，易感受六淫之邪，若内伤饮食损及脾胃之气，脾胃运化失常，水谷清浊不分，邪犯胃则上逆而发生呕吐，邪伤脾则失运而下迫发生泄泻，肠胃清浊之气逆乱阻滞，又见腹中胀痛等症，治疗时应分清风、湿、热、伤食、脾虚、肾寒等病因，用药则应掌握分寸，因小儿脾胃受纳有限，且中药味多苦涩；小儿对药物反应多明显，故用药不宜庞杂，看准病，集中几味中药，注重效果。

若因外感风邪致泻，症见泄如败卵腥如鳊，方选升葛甘陈汤。若小儿泄泻粪便清稀，色淡黄，伴腹痛肠鸣，喜热饮，脘腹胀闷，恶寒肢冷，舌苔白滑，指纹沉。辨属寒湿泄泻，治宜芳香化湿，散寒和中，方

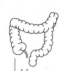

用藿香正气散，或香砂健胃丸加减。腹胀者去甘草、大枣，口干去苍术，加葛根。如见患儿泄泻次数较多，大便黄色或夹黏液、味臭，伴烦躁口渴，小便短赤，腹痛，痛泻交作，肛门灼痛，舌苔粗糙黄腻，指纹紫。此乃湿热泄泻，治宜祛湿清热，方用葛根芩连汤。小便赤少加滑石、车前子，体质较弱者用四苓散加减，呕吐加竹茹，腹痛加木香。若小儿暴泻，伴有高热呕吐，泄泻频繁，明显消瘦，目眶下陷，皮肤干燥无弹性，唇舌干燥无津，并见腹胀满，烦躁不宁，易发生两眼凝视、惊厥抽搐、昏迷等重症。治疗上应结合西医治疗，中药可用生脉散加味以益气生津。

小儿泄泻也多由伤食所致，或因小儿乳食过饱，损伤脾胃，或乳母触冒风冷、食饮生冷物，令乳变败，致乳儿乳食不化而成吐泻。症见腹胀时痛，嗳气酸腐，舌苔白腻，指纹沉。治宜导滞除湿，药用山楂、神曲、茯苓、法半夏、陈皮、莱菔子、炒麦芽、川黄连等。还多见于脾胃虚弱的患儿，症见粪便清溏，不甚臭秽，小便清利，舌淡红，脉细弱。治宜健脾暖胃，药用木香、春砂仁、党参、白术、茯苓、香附子、陈皮、柴胡、白芍等各适量，共研末，以老米饭汤调服。7天为1个疗程，可使脾胃功能日渐恢复。"水液澄澈清冷者"，大便清稀色淡黄，小便清白，四肢厥冷，唇舌淡白，或面色晦暗，唇青眼闭，额出冷汗，声音微弱，此属肾寒泻。治宜补阳固脱，药用川熟附子、白术、党参、肉豆蔻、炮姜、五味子、补骨脂、吴茱萸等各适量，用伏龙肝（灶心土）30g煲水，澄清后再和药煎服，效果更好。

3.董廷瑶温阳止泻2号方治疗婴儿泄泻

婴儿泄泻，董廷瑶在《幼科刍言》中指出："现代医学中的婴儿脚气病，……以消化系症状为主者，可出现轻泻；且认为乳母的维生素B₁摄入量长期不足，婴儿即可发生此病。"

病机：从中医观点看，成人脚气病有干、湿之分，如乳母的隐性脚气病是湿性者，可有内湿留滞，乳中即夹蕴湿邪，以此哺乳而致婴儿泄泻。此类泄泻的特点为：出生后不久即泻，反复不愈，大便色青，夹有奶块，次数频多；面色㿠白，精神萎靡，烦躁不安，或有眼皮下垂，甚至抽搐而惊，小溲如常，饮食尚可，无脱水征；使用抗生素治疗效果不显，如停哺母乳，往往泻止，若止后又哺，泻又复发。小儿脾常不足，复受湿邪，使运化失健，久则伤脾阳，脾阳伤则不能温运腐熟水谷，如此则泄泻不愈。故立法遣方当以温阳健脾、化湿止泻为主。

方药：温阳止泻2号方以炒党参补脾益气，苍术燥湿健脾，车前子利小便以实大便，葛根升清降浊以止泻，木香理气和中，干姜、附子温阳暖中，麦芽善消乳食，佐以炒金银花清泄肠热。

4. 何炎燊治疗小儿腹泻经验

小儿虚性泄泻，皆见神疲、气怯、羸瘦等症，但病机不同而治法各异。若元气将脱，脾肾阳微之险证，则急投大回生汤加减治之，经云："寒淫于内，治以甘温。"故方中四逆汤大辛大热以驱逐阴寒，重振脾肾垂绝之阳；人参复匮乏之元气，合黄芪、五味子以补之敛之；白术、茯苓、砂仁健脾温肾；车前子甘淡渗湿，土败则木贼，常有肝风萌动，故之后加入全蝎、钩藤、乌梅等以息风，亦是大回生汤之法。气虚下陷发热、口渴最为惑人，若一见发热，或只凭血象检查而投清凉之品，或一见口渴或察看咽喉色红而用消炎之剂必然贻误，故何老常告诫我辈：东垣内伤发热之说，薛生白所云湿阻于中津不上承而口渴之理，不可不深"腹满时痛"，是病在太阴，饮水多则呕为水逆是五苓散所主，《伤寒论》皆有明文，故改投胃苓汤而取效。由此可知，继承名医的学术不是一方一法所可尽事，要学习他博览群书，勤求古训，临证又须精察明审，遣方运药才能取效。

5. 黄明志治疗婴幼儿腹泻经验

（1）**治泻须治湿，治湿勿伤阴**：黄明志治湿之法，有燥湿、化湿、渗湿、利湿之分，使湿得燥、得化、得渗、得利而泄泻得止。其中燥湿善用苍术，脾喜燥而恶湿，苍术之燥为脾所喜，使湿邪因燥而除，脾运得复；化湿善用藿香，土爱暖而喜芳香，芳香之品能醒脾化湿，湿

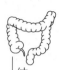

邪得化，脾气自醒；渗湿善用茯苓、薏苡仁，味淡之品，能渗能泄，使水湿得以渗泄；利湿尤喜用滑石、车前子，分利水湿，利小便而实大便。

（2）**治泻须健脾，健脾勿壅滞**：黄明志常喜用太子参、焦白术、白扁豆、生山药，甘淡健脾，养阴止泻，健脾不留湿，养阴不助湿，顾护阴液为黄明志治泻始终遵循的法则，并加入少量陈皮、木香理气和胃，补而不滞，以防补之太过而使气机壅滞。

（3）**治泻须固涩，固涩勿留邪**：黄明志十分推崇清代刘鸿恩对乌梅治泻的论述："盖大下则亡阴，阴亏则肝燥，肝燥则克脾，脾土受克，水谷不清，泻何能止？乌梅最能补肝，且能敛肝，肝敛则脾舒，不治泻而泻止矣。"认为乌梅能养阴敛肝，舒脾止泻；罂粟壳被历代医家作为止泻要药，二药相伍，共收敛阴止泻之功，可以迅速截断病势。若以乌梅烧炭，存其养阴之性，增其止泻之功，每次3~5g，每日3次，煎水代茶，其效更佳。黄明志善用梅粟，难免有"闭门留寇"之非议，但黄老则言"中医千古不传之秘，在于用量，用量适宜，诚可取桴鼓之效"；梅粟散每日仅用1~1.5g，分3次冲服，其中罂粟壳用量微乎其微，且大便次数减至每日3次以下则停用，中病即止，百日内小儿则不用，经过数千例患者验证，有涩肠而不留邪之妙。

（4）**治泻施濯足，濯足内外顾**：黄明志在治疗小儿泄泻中多施用外治法，其中最富有特色、最为独特的是濯足止泻合剂熏洗疗法，濯者，洗也，方用没石子、甘草、车前子各30g，广藿香、炒苍术各15g，炒罂粟壳10g。伤食者加炒麦芽15g，湿热者加金银花、石榴皮各15g，久泻不止者加赤石脂、禹余粮各15g，夜间盗汗者加生龙骨、煅牡蛎各15g，每日1剂，共煎取汁，熏洗双足，先熏后洗，并揉洗涌泉穴，早晚各1次。方中没石子温中止泻，消食化滞；藿香芳香化湿，醒脾和中；苍术燥湿健脾；车前子利水渗湿；甘草、炒罂粟壳涩肠止泻。全方共收燥湿健脾，收敛止泻之功。揉洗涌泉穴可以疏通经络，扶正祛邪，调和气血，促进病愈。黄明志认为婴幼儿皮肤薄嫩，药物容易吸收渗透，年龄越小，疗效越好，尤其适用于9个月以内的小儿。此法开辟了治疗泄泻的又一门径，丰富了外治法的内容，常与内服汤、散一起内外兼治，共建奇勋。

（5）泻多因湿起，秋泻独由燥：黄明志提出，泄泻多由湿邪困脾所致，此为共识，但秋季腹泻却是因燥邪引起。他十分赞同当代儿科名医郑启仲"燥邪致泻"的观点，认为秋季腹泻乃因肺燥不能通调水道，下输膀胱，水精难以四布，令水液直趋下焦发为泄泻。因此临证主张湿泻治脾，秋泻治胃。脾为阴土，喜燥而恶湿；胃为阳土，喜湿而恶燥，故叶天士有"太阴脾土，得阳始运；阳明燥土，得阴自安"之论。

（6）临证重肛诊，粪便须详询：黄明志认为肛周红肿饱满为湿热俱盛，红肿起疹为热盛于湿，潮红不肿为湿去而热未净，不红不肿为虚寒。同时强调，问诊时一定要详细询问大便的性状、气味及颜色。若大便泻下清稀色淡，为虚寒或寒湿；泻下水样，色黄绿，气味难闻夹黏液，为湿热；泻状如败卵，酸臭难闻，为伤食；下利清谷，完谷不化，伴肠鸣，为脾阳虚或脾肾阳虚。

（7）专病用专方，随症加减之：黄明志根据"湿泻治脾，秋泻治胃"的学术观点，同时结合小儿的生理病理特点，拟"太苍散"以疗湿泻、"梅连散"以疗秋泻，并根据临床症状，辨证配伍其他儿科散剂，取效显著。

（8）治泻善用梅，内外治兼施：黄明志在治泻时善用乌梅。这是他根据小儿"肝常有余""阴常不足"的特点，认为除脾胃为饮食所伤、外感六淫邪气外，肝木克脾土也是令小儿泄泻的一个主要原因，故用乌梅以达敛肝之目的，肝敛则脾舒，脾舒则泻止。同时乌梅味酸生津以养阴，可防暴泻伤阴；性平偏凉，有养阴清虚热之功，可疗因脱水而致的发热症状。用白胡椒、吴茱萸等配制的"暖脐粉"外敷神阙穴以疗食寒饮冷所致的腹痛腹泻，用苦参、黄连等配制的"泻痢平"外敷涌泉穴以疗湿热所致的泻痢，用"濯足止泻合剂"熏洗双足治疗婴幼儿腹泻，用针灸长强穴、止泻穴治疗脾肾阳虚型腹泻等，临床均收到满意的疗效。

（9）善后重调护，苡莲益脾肾：黄明志治疗小儿腹泻，十分注重

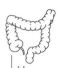

护脾养胃，认为小儿正处于生长发育的旺盛时期，所需的一切物质精微，全赖脾胃的滋养。小儿腹泻之后，脾胃功能大伤，此时若调护不当，乳食不节，则令脾胃健运失职，升降乖戾，杂症丛生。故黄明志自拟"苡莲粉"调护脾胃，助气血生化之源。

6. 李秀亮治疗小儿脾虚泄泻的经验

（1）健脾化湿，贵在运脾醒脾：健脾不宜呆补脾气，健脾贵在运脾和醒脾。临床中不仅注意以行气、除湿、消食之品运脾健脾，而且每每加入芳香醒脾之品振奋脾阳脾气。醒脾运脾药常选藿梗、砂仁、苍术等芳香醒脾之品，陈皮、木香等理气运脾，厚朴、京半夏等燥湿运脾，茯苓、泽泻等利湿运脾，山楂、神曲等消食运脾。

（2）健脾止泻，贵在升阳举陷：遵"虚则补之""陷者举之"的原则，提出健脾止泻，贵在升阳举陷。升阳举陷药常选黄芪、葛根、升麻等以鼓舞脾胃清阳上行，而奏止泻之功。其中葛根有较好的升发清阳、生津止渴之效，又无温燥之弊；若取煨葛根，更有温脾止泻作用。临床中，适用于多种小儿脾虚泄泻，其中气虚、阳虚型多用煨葛根，阴虚型多用生葛根。

（3）温中健脾，勿忘温肾助阳：遵"先安未受邪之地"，提出温中健脾，勿忘温肾助阳。脾虚泄泻总不离乎湿。脾为湿困，必致脾阳虚而温升无力，故温中健脾之法不容忽视。脾阳有赖肾阳的温养，故欲温脾阳，必助肾阳。温脾暖肾药常选炮姜、吴茱萸等温脾，肉桂、细辛等温肾。吴茱萸、细辛尚能温阳止痛，故伴腹痛时常酌选。肉桂善补命门之火，又能温经散寒止痛，能温运脾气以鼓舞脾阳，故好选此药。寒热错杂者，常佐用少许黄连以清补兼施。但值得注意的是，温药性燥，不可多用久用，当中病即止，以免伤津耗液。

（4）顾护脾阴，勿忘酸甘化阴：当今小儿脾阴虚泻也不鲜见。临证时，顾护脾阴乃第一要务，留得一分津液，便有一分生机。酸甘化阴之品，不仅能顾护脾阴，而且能收敛止泻，属标本同治之法。临床常选乌梅、木瓜等味酸之品既可促进消化液的分泌、食物的吸收，又可酸甘化阴、收涩止泻。

7. 刘弼臣治疗小儿泄泻的经验

（1）**审视大便性状、气味、色泽，以辨寒热虚实**：如大便"暴迫注下""溏黏垢秽"，如"筒吊水，泻过即止"，或"夹泡沫"等多属热象；如泻物"形如败卵""腹痛腹泻，泻则痛止"等，多属实象；若"粪便清稀如水""澄澈清冷""肠鸣泄泻"、水谷不分等多属寒象；若"食后思泻、泻物不化""下利清谷"等，多属虚；而"气味不显"多虚寒，"气味酸馊"多伤食。

（2）**查验小儿肛门局部情况，以辨析寒热虚实**：凡伴有肛门肿胀、灼热、潮红、皱襞变粗者，多属热；而肛门色淡、皱襞潮黏者，多属寒；肛门肿胀而痛、周围淡红者，多伤食；肛门不肿不红者，多属虚泻。

（3）**注重局部与整体结合，时刻注意变证横生**：①腹胀。大多数经治疗后随着泄泻的治愈而解除，但亦有不易解除者，并成为小儿泄泻病程中的突出问题。其症虽属腹胀，但叩之中空如鼓，泻后胀满不减，与伤食泄泻的腹胀拒按截然不同。多由脾阳不振、气机不运所致，若不及时纠正，常可导致不良后果。②伤阴伤阳。由于大量水液外泄，极易造成阴津涸竭，出现皮肤干枯、口渴心烦、唇红舌绛、小便短少或无。亟宜酸甘敛阴，救其阴液。若泄泻急暴，或日久，气随液脱，或寒湿困脾，皆能重伤其阳，出现精神萎靡、四肢不温、面色青灰、呼吸浅促、脉微欲绝之危候。亟宜回阳救逆，以挽救生命。③久泻可成慢疳。若重伤脾胃之阳，可以导致土虚木亢，肝旺生风，从而形成慢惊风，往往危及生命；若重伤脾胃之阴，又可造成输化无源，影响生长发育，形成"五迟""五软"等虚羸证候。

8. 刘群英诊治小儿泄泻经验

病因病机：刘群英认为，儿童的生理特点是脏腑娇嫩，患儿多脾胃虚弱，无论内伤乳食、感受外邪均容易引起泄泻；南方地区湿气较重，

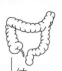

往往多夹湿邪，湿热积滞，损伤肠胃，下迫大肠，故发泄泻，重者暴泻，易生变证。由于患儿脾胃功能发育尚未完善，消化功能较弱，故临床上常见泄泻不止；泄泻日久不愈，常导致小儿营养不良、生长发育迟缓、疳积等疾病。

辨证施治：①伤食型，治则：消食化积，和中止呕。处方：山楂、神曲、茯苓、炒麦芽、萹蓄各10g，法半夏、陈皮、厚朴各6g。②湿热型，治则：清热利湿。处方：葛根、厚朴、槐花、萹蓄、白头翁、白芍、茯苓各10g，金银花、甘草、石榴皮各6g。③脾虚型，治则：健脾止泻。处方：党参15g，白术、茯苓、葛根、山药各10g，木香、乌梅各3g，甘草6g。

9. 随建屏辨治小儿泄泻六法

（1）**飞疏风化湿法：**随建屏以苏叶、藿香等疏解外邪，合用大腹皮、枳壳等疏理肠腑气机，使之表里协调，则泄泻易止。若外感偏于风热，则以葛根、防风、桑叶清解疏表；偏于表湿，可加豆卷、鸡苏散，葛根汤、麻黄汤也可据辨证而灵活用之，有一分表证，用一分表药，重点在于调和肺与大肠的表里气机。

（2）**温中化湿法：**治宜温中散寒利湿，故取附子、苍术、白术急以温中散寒健脾，合五苓散利水实其大便，取效甚捷。但对于久泻脾肾阳气耗损而致虚寒泄泻者，每用温中益肾、升提固涩之附子理中汤合四神丸等治疗，亦获良效。

（3）**消滞和中法：**随建屏以谷芽、麦芽、神曲、陈皮、大腹皮消滞理气，白术、薏苡仁、茯苓健脾渗湿，积去则脾运，脾运则健，泄泻可止。若遇食泽重症，可取枳实导滞丸方意导而去滞。

（4）**清热利湿法：**随建屏治疗湿热泄泻，对热势可从表而祛者，用逆流挽舟之葛根芩连汤加减治疗。若里热炽盛者，以白头翁汤治疗，但认为此方易伤胃气，应中病即止。小量黄连清热而不伤胃，故用之以清余热。湿热泄泻易耗伤阴液，因此恢复期治疗当佐酸甘化阴之药，如石斛、麦冬、乌梅等，有利于人体水、电解质、酸碱平衡。

（5）健脾益气法：随建屏治本型腹泻擅用参苓白术散，认为此方益气健脾，渗湿和胃，药性平和，补而不腻，不伤脾胃，经加减组方亦可兼治在脾虚基础上的伤食、湿热等其他证型的泄泻。方中用太子参代人参，除能益气外，尚可健胃，补而不滞；若湿邪偏重，可用苍术代用白术；脾阳不振者，则在此方中加炮姜炭10g以复脾阳。随建屏认为运用本方治脾虚泄泻当以散剂为宜，因散剂服后附着于肠壁，能较持久发挥药力，从而获较好的疗效。

（6）柔肝运脾法：随建屏多以痛泻要方，或合益脾镇惊散加减治之，以达泻肝木而健脾土，调气机以疏气滞之效。若惊恐啼哭较甚，可用小儿回春丹、抱龙丸等。

10. 万全治疗小儿泄泻经验

（1）泄泻分五型，皆从湿论治，以养脾为主：万氏治泻以治湿为要，然湿邪之生又由脾不运化而致，故治湿又以养脾为大旨。治风泻者，以补脾胃、发散风邪为主，方用加减四君子汤（人参、白术、白茯苓、炙甘草、防风、川芎、藿香、细辛）。治寒泻者，又分冬夏时令，冬月得之，先用理中汤；不止，以五苓散；再不止，用七味肉豆蔻散。夏日得之，先用理中汤；不止，用五苓散，或玉露散；若寒泻久不止，用黄芪补胃汤（黄芪、当归、川芎、柴胡、益智仁、陈皮、炙甘草、升麻）。治湿泻者，用升麻除湿汤（升麻、柴胡、神曲、防风、泽泻、猪苓、苍术、陈皮、炙甘草、麦芽）；治暑泻者，用五苓散加玉露散；治食积泻者，宜先补胃气而后下之，补用钱氏异功散加神曲，下用丁香脾积丸（丁香、木香、高良姜、青皮、皂角、槟榔、三棱、莪术、巴豆）。

（2）治泄分阶段，依次第而行：①先行淡渗。泄泻只因脾胃升降失司，传导无权，水谷不分，所以先行淡渗之法，健脾利水，药用滑石、车前子、赤茯苓、人参、白术、猪苓、泽泻、砂仁、甘草、姜、枣为引。此利小便而实大便之法也。②次行温中。若用淡渗之法后泄泻仍不止者，此为中气虚寒，须用温中之法，药用人参、白术、砂仁、藿

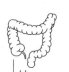

香、干姜、炙甘草、陈皮、乌梅、熟附子、泽泻、茯苓、猪苓，姜、枣为引。③三行升提。若温中仍不见效者，是中气下陷、清阳不升，应升举中气，药用人参、白术、黄芪、甘草、干姜、泽泻、猪苓、赤茯苓、升麻、柴胡、熟附子、乌梅、白芍、当归，姜、枣为引。④四行固涩。若升提仍不显效者，是久泻肾气不固、大肠滑脱，应改行固涩之法，药用人参、白术、煨姜、炙甘草、乌梅、罂粟壳、升麻、诃子、白芍、当归，姜、枣为引。

11. 杨之藻治疗小儿泄泻经验

（1）**辨别大便性状，审证求因**：杨之藻认为，凡小儿大便清稀多泡沫、色淡黄而不臭，伴鼻流清涕，咳嗽咽痒，或恶风寒，舌淡、苔薄黄者为外感风寒；大便稀薄如下、泻下急迫、色黄褐、味臭秽，或呈蛋花汤样，伴烦热口渴，肛周红赤，小便短黄，苔黄腻者为湿热内侵；大便稀烂夹有食物残渣、气味酸臭，伴腹胀、腹痛，不思饮食，嗳腐吞酸，舌苔厚腻或垢浊者为乳食停滞；大便清稀、完谷不化、色淡不臭，伴神疲体倦，舌淡苔白者为脾胃虚弱或脾肾阳虚。

（2）**擅长使用散剂，灵活论治**：小儿泄泻病因虽多，但其发病皆属脾胃不能运化水湿，清浊不分，混杂而下所致。杨之藻治疗小儿泄泻，强调利湿为第一要务，如《景岳全书》所言："凡泄泻之病，多由水谷不分，故以利水为上策。"遣方用药首选四苓散、车前子等利湿健脾之品。风寒泄泻，加香苏散、消风散以疏风散寒；湿热泄泻，加香连散以清热利湿；热重于湿，加解毒散；湿重于热，重用四苓散，加益元散；伤食泄泻，加消导散以消食导滞；脾虚泄泻，加七味散以健脾利湿；脾肾阳虚泄泻，加理中散、丁香、肉桂温补脾肾。

（3）**加用收涩之品，疗效显著**：杨之藻认为，暴泻多见于病初，发病急、病程短，以稀水样便为主。泻下无度，极易伤阴伤阳，甚至出现阴竭阳亡的危候。泄泻患儿往往纳呆食少，生化乏源，阴竭难续，如不能及时控制病情，必耗津竭液，故治疗小儿泄泻，必须特别重视救急治标、保津留人，不可考虑其暴泻、初泻不用固涩而延误治疗。在利湿同时兼以固涩，不仅不会敛邪生乱，而且还可固守津液，此法含有现代中医截断扭转的学术思想。久泻脾虚肠滑，失其固涩之权，仅补脾虚，不用固涩，往往滑脱之症不能制止，必收敛止泻，方可奏效。

（4）**针刺**：杨之藻认为，足三里为足阳明胃经的强壮要穴、胃之合穴，针刺足三里有助于恢复脾胃运化水谷的功能。天枢穴为手阳明大肠经之募穴，针刺天枢有调整大肠传导功能和减轻腹泻的作用。考虑到部分患儿不配合服药、针刺，给治疗带来一定困难，杨之藻根据小儿泄泻脾虚湿盛的特点，选用利湿健脾药制成膏药，用于小儿泄泻的治疗，取得了良好的效果。

12. 张沛忠治疗小儿久泻经验

（1）**脾胃湿盛**：张沛忠认为，小儿久泻受其生理和病理特点影响，加之饮食不知自节，寒暖不能自调，病因以外邪、湿浊、食滞等多见，临床以寒热夹杂和虚实互见型居多，且多夹食滞。而季节与腹泻发病有一定关系：春天多风寒泻，夏天多热泻，长夏多湿泻，秋天多水泻，冬天多冷泻。脾为后天之本，气血生化之源，主运化水谷和运化水湿。运化水湿功能是吸收水液，及时地转输至肺和肾，通过肺肾的气化功能，化为汗和尿排出体外。

（2）**燥湿运脾，疏肝和脾**：张沛忠认为，小儿久泻关键在于脾胃功能障碍，升降失常，清浊混淆。故以疏畅气机、调和脾胃、燥湿运脾、消食导滞为治疗基本法则。治病必求于本，故常用苍术、陈皮、茯苓等健脾化湿之品，旨在扶脾祛邪，促进脾胃运化功能恢复。临证时常以疏调气机为先，选用羌活、防风、升麻、柴胡、当归等疏肝和脾，升阳除湿，健脾止泻。积滞明显者，选加山楂、槟榔、青皮、厚朴等具有消导不伤正、开胃悦脾、清肠祛邪之品；大便次数多、水样便、口不渴、舌苔薄白或白腻且润泽者，在燥湿运脾的同时，常加泽泻、车前子、猪苓等利水而不伤阴之品；对于寒热错杂、脾胃虚寒者，选加益智仁、吴茱萸、肉豆蔻等燥湿、温中、行气之品，用药常偏温偏燥。

（3）**固涩法**：张沛忠认为，运用固涩法不在于病程长短及证候寒

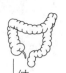

热虚实，贵在根据病情轻重缓急，恰当选择用药。一般轻症泄泻，运用疏理运化等常法即可，无须固涩。但久泻不愈或暴泻频且量多者，则应及时扶正固涩，可选用诃子、石榴皮、赤石脂等涩肠止泻药。升阳除湿汤由苍术、陈皮、防风、羌活、升麻、柴胡、神曲、麦芽、泽泻、猪苓、炙甘草组成，用于久治不愈婴幼儿泄泻，能取得较好的疗效。方中苍术、陈皮燥湿运脾，行气和胃；羌活、防风、升麻、柴胡疏肝和脾，升阳除湿，健脾止泻；猪苓、泽泻利水渗湿，"利小便以实大便"；神曲、麦芽消导积滞，开胃悦脾，共奏疏肝理气、燥湿运脾、升阳除湿而达止泻之功。

13. 钟明远治小儿腹泻用药经验

（1）**葛根伍防风治挟风泄泻**：欲治泻先除致病之因，钟明远喜用葛根伍防风，解表疏风。葛根能升发清阳，鼓舞胃气而止渴止泻；防风祛风而抑肝，二味相须，疏风而止泻。其经验方"葛防汤"治小儿挟风腹泻，屡用卓有成效。方由葛根、防风、车前子、土黄连、藿香、厚朴、甘草等组成。

（2）**单味火炭母治挟湿泄泻**：钟明远对本症的辨治，重在防止易虚易实之变。用药苦寒太过则伤其阳，过用温涩又恐伤其阴，惟火炭母味淡微酸，能收能渗，清热不伤正，利湿不伤阴而止泻，对小儿挟湿热泄泻最为合拍。

（3）**葛根配茶叶治挟热腹泻**：钟明远认为治热泻，切忌滥投温涩之品，以致邪热内闭。他以喻氏"逆流挽舟"法，妙施茶叶、葛根相须为用，每获"外疏内畅"之效。葛根清热疏表，升中州清阳之气；茶叶清香味甘而性凉，清热解毒，利小便而渗湿，解胃肠之热，兴奋肠道功能。茶叶还可煮水外用沐身，轻揉肚腹，促进胃肠蠕动。钟明远之经验方葛茶饮，临床运用颇有得心应手之效。

（4）**人参一味治腹泻伤阳**：治以扶阳为主，继而救津。治疗腹泻伤阳，钟明远在严于证的前提下，独投人参，扶阳补气亦不伤阴，脾阳复振，泻亦自止。人参亦名神草，《医学启源》谓人参"治脾胃阳气不足"。

14. 周炳文治疗小儿腹泻验方

（1）**协热泄泻**：治之以自拟香葛合剂：香薷3g，扁豆6g，厚朴3g，葛根9g，黄芩5g，黄连3g，甘草3g，木瓜9g。此方为解肌清肠、升清除浊之剂。对暑闭热迫火热泄泻之中毒性消化不良，用之无不热退泻止；呕恶加伏龙肝、檀香，或竹茹、藿香；尿短赤加滑石、车前子；大渴加石膏、竹叶、粳米；腹痛加蚕沙；液脱且陷加白参、参须，去厚朴、黄芩；初起表热偏重，或实中夹虚，清热不可过用苦寒；向有积热食滞者，止泻忌用涩剂，以免留邪。

（2）**寒湿泄泻**：理中汤：党参9g，白术6g，干姜3g，甘草3g。寒甚肢厥者加明附片3g；挟热有呕吐黄色酸水者加黄连2g；泄泻反复不止，加公丁香2g，温肾助阳，其泻必止；但温热之剂宜中病即止，不可过服。

（3）**伤食泄泻**：小儿之病伤食最多，伤食泄泻尤为常见，其症胀满腹膨，痛则即泻，泻后即快，粪便臭如败卵，嗳气腐浊，不思食，尿黄浊，治宜消食导滞、分利小便。每治以自拟平苓汤。药用：苍术5g，厚朴5g，陈皮3g，猪苓5g，泽泻5g，茯苓6g，炙神曲5g，山楂3g，麦芽5g。此方为醒脾消食、分利止泻之剂。食腹积膨，泄泻、恶食、小便短赤者，服之多效。如腹部灼热、烦躁少寐者，加胡连、条芩清热除烦。

（4）**惊吓泄泻**：用自拟之加味益脾镇惊散：党参9g，白术5g，茯苓6g，甘草3g，钩藤5g，朱砂0.3g，琥珀1g。此方为扶脾抑肝镇惊之剂，对怯弱小儿、偶触惊吓成泻者颇效。

15. 周步青辨治小儿顽固性泄泻经验

（1）**虚寒久泻，温中散寒暖脾胃**：常喜用四君子汤合理中丸加厚朴、煨木香、芡实、陈皮，伴呕吐乳食者加姜半夏、苏叶。配合自制暖脐膏（公丁香、肉桂、白胡椒、广木香等，研末过筛，装瓶备用）敷于脐部（以填满为度，外以小黑膏药固定，并用手掌轻揉脐腹数分钟），疗效颇著。

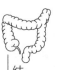

（2）**脾虚湿泻，祛湿健脾重分利**：喜用参苓白术散合五苓散加减：党参、白术、芡实、山药、薏苡仁、茯苓、泽泻、通草、砂仁、扁豆、桔梗。若面部湿疹渗出较多者加白鲜皮、地肤子、蛇床子、蝉蜕；喉间痰多者加姜半夏、北细辛。

（3）**积滞伤脾，消积运脾宜兼顾**：此型虚实夹杂，本虚标实，治疗当扶正祛邪兼顾、消积运脾并重。切不可过早使用诃子、石榴皮、乌梅等酸敛涩肠之品，以免留邪。周步青多选自拟运脾消积汤：鸡内金、焦三仙、山药、扁豆、茯苓、黄连、竹叶、木蝴蝶。胃热较重者酌加连翘、石斛、芦茅根；肝火偏旺者加白蒺藜、双钩藤。

（4）**脾虚及肾，温补固涩药宜精**：多采用中西医结合治疗，在静脉补液纠正脱水的同时配合自拟温阳固泻汤：淡附片、炮姜、红参、白术、煨诃子、煨肉蔻、乌梅炭、陈皮。若肢冷加桂枝；瘛疭加煅龙牡、五味子。

四、低级别炎症结肠炎的特色治疗

（一）健脾运湿，"通因通用"为基本治则

韩捷抓住低级别炎症结肠炎脾虚湿热的病机特点，采用健脾运湿、通因通用的治疗大法。

泄泻一病，其病位在肠腑，大肠为"传导之官"，小肠为"受盛之官"；前者司"变化"，后者主"化物"。一旦肠腑发生病变，必然"变化"无权，"化物"少能，于是形成积滞。久之中州渐亏，难以运化，积滞愈甚。积滞与肠胃不健相互影响，循环往复，互为因果。因脾胃不能运化，水液并于大肠，故令作泻。积滞是起病之因，临证时须遵循"必伏其所主，而先其所因"的治则，才能使病向愈。

戴思恭云："隔年或后年腹泻，有积故也。"久泻患者累年不愈，迭经健脾补涩、升提、温阳、清化诸法及西药治疗鲜效者，为肠中有积作祟。故采取通法为主，首去胃肠之积，积去则清浊各行其道，泻利自止。痰饮留结于胃肠回薄曲折之处，则对胃肠形成顽固之刺激，故久泻难愈。先行攻泻，去其陈莝，推陈致新，实为治疗久泻之秘钥要着。考此类留饮久泻，多作于清晨。盖饮为阴邪，留结于胃肠之间，当寅卯阳气升发之时，则气动欲行，必下迫作泻。泻后饮邪稍减，阳气略通，而

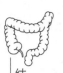
证减一时。然巢穴未除，水饮复聚，故满痛如旧。治此等顽症，必以峻泻以摧其巢穴，方能使邪去正复，痼疾得愈。

结肠炎的病变脏腑与大小肠有关。《素问·宣明五气》曰："大肠小肠为泄。"湿热之邪结聚于肠，日久蕴遏不散，血肉腐败而成溃疡。肠道失去传导变化，则见腹泻或便脓血、黏液样粪便。若治疗不当，或饮食不节，暴饮暴食，过食油腻、生冷之物，损伤脾胃，使原有的湿邪加重，肠道气机受阻，下窍不利，局部气血凝滞，经络阻塞，"不通则痛"。故见腹部阵发性痉挛性疼痛，里急后重，排便后可稍缓解。由此可见，湿热滞肠是引起本病的重要原因之一。湿热滞肠，腑气不通，则影响脾之运化功能，脾失健运，又可加重肠道湿热，腑气更加不畅，"邪不去则正不安"；只有先导泄肠中湿热之邪，腑气才得以通畅，脾胃才能恢复正常的生理功能。

《伤寒论·阳明病篇》曰："阳明之为病，胃家实是也。"胃家包括了大肠、小肠在内的消化道，历代医家对"胃家实"的解析各有不同，各有侧重，从不同的角度予以阐发，但大多可从"胃家实"实际包括阳明经热证和阳明腑实证两方面揭示阳明病易燥化化热及腑气不通的病理本质。"六腑以通为用""六腑以降为顺"，韩捷指出治疗本病应从"通"字立法，临床以大便黏腻不爽、腹泻、大便不成形者多见，以"通"立法，体现了中医"通因通用"的治疗原则。采用辨病与辨证相结合，抓住脾虚湿热的病机，采用健脾运湿、"通因通用"的治则，攻补兼施，因势利导，因人、因时、因地制宜。

（二）局部治疗与整体治疗相结合

鉴于本病肠道病理学改变，韩捷采用"健脾栓"（2012年获得国家发明专利授权），可通过肠道黏膜吸收作用，使其作用于肠道局部，减轻肠道黏膜炎症反应，以健脾祛湿，促进黏膜浅表溃疡愈合，并显著改善患者里急后重等不适症状。方中黄芪不但具有双向免疫调节作用，而且其清除自由基、促进蛋白质合成、诱生干扰素等作用可以增强机体抵抗力，减轻病原体对机体的损害，促进受损组织复原，可谓一药多效。党参能增强机体免疫功能，促进血细胞增加，改善血液系统，具有兴奋中枢神经、提高机体的抵抗力、抗疲劳等功效。白术能增强机体网状内皮系统的吞噬功能，促进细胞免疫。结合"中医针灸"在改善脏腑功能及调节情志方面具有方便、快捷、有效、无不良反应等优点，针法选择上多采用俞募配穴法。"俞募配穴法"是将同一脏腑的背俞穴和腹募穴配合使用。"俞"有传输之意，即脏腑气血由内向外注于此；"募"有汇集之意，即脏腑气血由内向外汇聚集结于此。故俞募穴犹如脏腑开设于胸背部的窗口，通过它可以就近诊断、调节相应脏腑的平衡状态，而起到司外揣内、治外调内的作用。通过调节"脑-肠轴"进而调节脏腑功能，调畅情志，旨在从根本上解决病因，消除疾患。采用局部治疗与整体治疗相结合，标本兼顾，取得较好的临床效果。

1. 保留灌肠法

（1）**以葛根芩连汤加减为基础方**：药物组成：葛根、火炭母、败酱草各20g，地榆、槐花各15g，黄芩、黄连、甘草各10g。再结合结肠镜下表现微观辨证加味用药：结肠镜下表现大肠黏膜除充血水肿外，有糜烂者为热甚象，加金银花、生地黄各15g；大肠黏膜附着黏液较多者为湿甚象，加泽泻15g、薏苡仁30g；肠腔易痉挛者为气滞象，加柴胡、木香、白芍各10g。每剂中药加清水1000mL，煎成150mL药液，治疗时根据不同病变部位选用不同剂量灌肠液保留灌肠，温度在37℃左右，治疗时间为30日，每晚保留灌肠1次。病变部位局限在直肠者用灌肠液150mL，为150mL药液；病变部位深及乙状结肠或降结肠者用灌肠液200mL，为150mL药液加50mL生理盐水；病变部位深及横结肠者用灌肠液300mL，为150mL药液加150mL生理盐水；病变部位深及升结肠或盲肠者用灌肠液500mL，为150mL药液加350mL生理盐水。

（2）**血竭灌肠法**：血竭在治疗顽固性结肠炎方面具有较好的疗效，且无任何不良反应。其现代药理可能是：通过血竭的活血化瘀作用改善结肠黏膜的微循环，增强胃肠的蠕动功能，促进营养物质的吸收和炎性肠黏膜的脱落，从而达到治愈的目的。利多卡因轻微的抗组胺、抗胆碱等作用，能兴奋继以抑制中枢神经的活动，并能阻断神经肌肉接头的传递，从而起到止痛，增强胃肠的蠕动功能。

（3）**康复新液灌肠法**：西药康复新液是治疗本病的代表性药物，有通利血脉、养阴生肌的作用，现代药理研究表明其具有改善肠胃黏膜创面微循环、促进肠黏膜表皮细胞生长、促进机体组织修复、杀菌消炎、利水、提高机体抵抗力等多重功效。

（4）**灌肠方**：由黄芪、白及、白芍、地榆、金银花、苦参、黄柏、黄连、甘草、大贝、三七组成，药物加水1000mL煎至200mL，一次性灌肠，每次中药液体中加入丹参注射液40mL，药物保留在肠腔的时间不少于2小时。方中的黄芪、地榆、金银花、苦参、黄柏、黄连、人贝、白及主心腹邪气，具有渗湿清热、凉血止血、解毒排脓、祛瘀生新功效；丹参亦具有活血祛瘀、排脓止痛、生肌长肉及改善局部循环等功效。采用保留灌肠可使药物直接作用于病变部位，起到抗炎、去痛、生肌的作用，还可通过渗透、扩散起到调节肠功能或改善某些病理变化的作用。

（5）**中药保留灌肠**：灌肠基本方：白花蛇舌草20g，白及30g，白头翁15g，五倍子10g，土茯苓20g。加减方法：（以内镜所示肠黏膜病变为依据）肠黏膜有出血者加云南白药1g；肠黏膜充血、水肿者加苍术40g；肠黏膜广泛性糜烂、溃疡者白及加至50g；肠黏膜红白相间或肠管痉挛、狭窄者加乌梅30g，丹参30g。

2. 中医外治法

（1）**穴位按摩法**：慢性结肠炎患者行穴位按摩配合情志护理可以改善患者的生活质量以及日常生活能力，对患者躯体及精神健康有促进作用；慢性结肠炎患者行穴位按摩配合情志护理还可以缓解负面情绪，有效缓解患者消极心理，减轻焦虑状态，提高治疗的依从性。

（2）**穴位埋线法**：通过对脾胃虚弱型慢性溃疡性结肠炎的临床观察，认识到穴位埋线治疗慢性溃疡性结肠炎具有良好的效果；尤其适用于改善脾胃虚弱型慢性溃疡性结肠炎的主症与兼症。

（3）**隔姜灸**：实验研究表明，隔姜灸可以降低大鼠结肠组织IL-1β、VIP含量，增加大鼠结肠组织IL-10含量，可通过对神经肽和炎症性细胞因子的调节作用而达到治疗目的。

（4）**热敏灸**：热敏灸是提高艾灸疗效的一种新疗法。热敏灸穴位是用点燃的艾条产生的艾热悬灸，激发热敏灸感如透热、扩热、传热、远部热局部不（微）热、深部热表面不（微）热、非热感觉等和经气传导，以个体化的饱和消敏灸量给予。取脾俞、肾俞可健脾利湿，温肾培元；配合关元、气海可升提阳气，固肠止泻。对脾肾阳虚型慢性结肠炎疗效显著，且施治方便，安全舒适，无肝肾、胃肠等不良反应，患者易于接受。热敏灸配合口服中药，辨证施护治疗脾肾阳虚型慢性结肠炎，内外施治，表里同攻，共同发挥健脾温肾、固肠止泄之功。

（5）**蜂针治疗**：蜂毒中的单体多肽是抗炎的主要成分，它具有类激素样的作用，目前医学蜂疗的应用，主要是补充药物治疗的不足。药物的应用虽然可使疾病程度降低，但也造成身体的负担，个人的体质不同，药物也有不同程度的代谢及滞留，因此近代西医学提倡预防养生的自然疗法。蜂针疗法根据针灸学理论，循经取穴，加以全蜂毒治疗。蜂针不仅具有传统针刺的机械刺激相似作用，而且蜂针毒液进入机体后会产生红、肿、热的理化反应，可使皮肤的温度提高2~3℃，且可维持多日，故又有相当于温和灸的作用，具有消肿止痛、活血化瘀、温经散寒等作用。

（6）**挑刺放血治疗慢性结肠炎**：急性发作治则：祛湿导滞，通调腑气，以足阳明、足太阴经穴为主。取穴：①第一穴为外关穴，为首选穴位。适用于感受寒湿，感受湿热，食滞肠胃，肝气乘脾，脾肾两虚等证型。针刺手法，实泻虚补，灵活运用。②第二穴为大肠俞穴，适用于食滞肠胃、脾肾两虚等患者。治疗方法：用毫针治疗，挑刺治疗。实证用泻法，虚证用补法，虚实夹杂用平补平泻法。

（7）**艾灸配合埋线疗法**：可指导患者及其家属自行操作。穴位埋线解决了患者天天针刺惧怕疼痛的问题，也解决了部分患者没有时间的

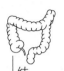

问题。脐部艾灸配合穴位埋线治疗慢性结肠炎，疗效好，无不良反应，治标又治本，患者容易接受，值得宣传推广。

（8）针刺加隔姜灸疗法： 针刺治疗取穴以天枢、中脘、关元为主，三穴均为募穴，有通调脏腑、行气止痛之功；遵循《素问·咳论》中"治腑者，治其合"的原则，配以胃经合穴足三里、大肠经的下合穴上巨虚，调理脾胃、大肠气机，使其泌别清浊功能得到恢复。内关是手厥阴心包经之穴，手厥阴心包经循行"从胸至腹依次联络上、中、下三焦"，因此，针刺内关有调节三焦气机的功效，故有止泻的作用。百会穴处于人之头顶，在人的最高处，又是手、足三阳经与督脉的交会穴，故而针刺用补法时，本穴具有良好的升阳举陷作用，能达到止泻的目的。隔姜灸是借助灸火的热力，使生姜、艾叶的药力和性味通透中脘、天枢、关元三穴，通过任脉、大肠经的传导，起到温通经络、益气活血的作用，达到治疗疾病的目的。

（9）腧穴热敏化艾灸联合保留灌肠法： 研究结果显示，采用腧穴热敏化艾灸联合中药保留灌肠治疗慢性结肠炎的有效率远远高于西药组，而且具有不良反应少的优点，值得推广。

（10）采用壮医刮痧排毒疗法： 该疗法包括刮痧、挑痧、拔罐疗法。①刮痧疗法：选用牛角刮痧板作为刮痧工具，广西桂北地区生产的生山茶油作刮痧油，刮推患者背部、腰骶部、双上肢内侧、风池、合谷，以及上、中、下腹部，刮至皮肤显露出痧疹或痧斑。②挑痧疗法：75%酒精常规消毒刮痧部位后用无菌三棱针在瘀血部位和痧疹点、痧斑处挑治，将皮下纤维挑断。③拔罐疗法：用竹罐在点刺部位吸拔10分钟，吸出局部血液、组织间液及代谢产生之物质、毒素，取罐后用生茶油涂擦刮痧部位。每5天刮痧一次，6次（30日）为1个治疗周期。

（11）针刺董氏奇穴： 董氏奇穴门金穴在足阳明胃经上，相当于足阳明胃经之输穴陷谷，为土经上的木穴，可以调理土木，健脾疏肝，与手、足阳明经相通，故又能调理大肠经气，使肠道气机通畅。火主在足厥阴肝经上，相当于足厥阴肝经之输穴太冲，为（肝）木经上的土穴，也可以调理土木，疏肝健脾，柔肝止痛。肠门在手太阳小肠经上，肠门是手太阳小肠经经穴，通过调理肠门穴不仅可以调节小肠泌别清浊功能，调理肠道气机而治疗腹泻、便秘；还可以健运脾土，运化水湿。

3. 其他疗法

（1）**情绪管理**：七情致病，直损脏腑，因此既要关注病情变化又要关注患者的心理健康，积极与患者进行沟通交流，对于出现不良情绪的患者需要耐心地倾听患者的疑惑及需求，改善甚至消除患者的不良情绪。

（2）**护理干预措施的时机及重要性**：肠道炎症疾病多数为慢性疾病，加上患者体质因素，病情更容易反复，病程更长，缠绵难愈。①治疗前的心理支持及宣教：在治疗中，心理护理及情感支持可直接影响治疗效果。患者由于长期采取多种治疗而长久不愈，身体和经济上都造成损害，对治疗方法有一种恐惧感和不信任感，尤其是贫困和年老患者有放弃治疗的想法，对再治疗须与患者进行认真有效的沟通，和患者建立互信关系，消除其不应有的消极心理，增强战胜疾病的信心，使其配合治疗，对治疗效果起着关键的作用。②低级别炎性结肠炎，微观上有肠道黏膜的水肿、充血、糜烂、溃疡，中医药灌肠治疗药物直达病所，因此做好灌肠护理是本病治疗的重要举措，灌肠体位、灌肠手法、保留时间都有严格的规范，操作宜轻柔。③饮食也是影响本病发生的一大因素，由于患者长期腹泻，身体虚弱，所以给予患者正确的饮食护理也很关键。应食高热量、高蛋白、高维生素、少渣、易消化、不含辛辣刺激的膳食。

（3）**膏方治疗**：中医认为，结肠炎多为饮食不洁，或起居失调，致脾胃受损，运化失常，酿生湿浊，下注肠道，腑气不利，气血凝滞或夹瘀夹湿，伤及肠络而引发；当以清热燥湿、凉血解毒、敛疮生肌为治，可选用膏方治疗。

参苓白术膏益气健脾，升清止泻；适用于慢性结肠炎，腹胀肠鸣，腹泻黏液便，面色㿠白，神疲乏力，舌淡胖、苔薄白，脉濡等患者。理中四神膏暖脾温肾，固涩止泻；适用于慢性结肠炎，五更泄泻，畏寒

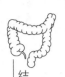
肢冷，腰酸乏力，舌淡胖，脉细缓等患者。白头翁膏清利湿热，调气行血；适用于慢性结肠炎，发热，腹痛腹泻，或里急后重，粪便或挟有脓血，舌苔腻，脉滑数等患者。痛泻要方疏肝理气，健脾止泻；适用于慢性结肠炎，情绪紧张或激动后即易腹痛泄泻，泻后痛减，胸胁胀痛，脘闷纳呆，舌苔薄白，脉象弦细等患者。连理膏益气健脾，清利湿热；适用于慢性结肠炎，腹胀作痛，腹泻黏液脓血样便、次数不等，消瘦乏力，舌淡胖、苔微黄厚腻，脉虚弱等患者。四君山药膏益气健脾，渗湿止泻；适用于慢性结肠炎，长期泄泻，面白肢冷，舌淡苔白，脉弱等患者。

（4）中药足浴结合足部按摩疗法：按摩部位选用升结肠等反射区，有消食导滞、健脾行气、止泻止痛之功效；足浴方选用藿香、艾叶、荷叶等，有芳香化湿、理气解郁、补脾益肠之功效，二者合用能激发经气、疏通经络、祛邪扶正、标本兼治，从而达到调整阴阳、恢复肠道功能之目的。中药足浴结合足部按摩治疗慢性结肠炎方法简单，不良反应小，疗效显著，值得推广。

（5）中频脉冲电经皮中药离子导入疗法：阿是穴是内在疾病在机体体表的反应点，针刺等刺激可以取得很好的治疗效果。复合脉冲磁性治疗仪治疗此病，方法简单，是利用直流电将中药离子经电极导入皮肤，进入组织或体循环而产生药效。它具有避免肝脏的首过效应及胃肠道的不良反应、减少人体血药浓度的峰谷现象、维持恒定的血药浓度、可随时中断治疗、使用方便等优点，并且作用于局部穴位，具有了针灸的治疗作用。中频脉冲电经皮中药离子导入治疗慢性结肠炎取得了很好的临床疗效。

（6）推拿配合中医辨证疗法：取足太阴脾经、足少阴肾经、足太阳膀胱经及任脉的穴位，用补法。取上脘、中脘、下脘、大横、天枢、气海、关元、脾俞、肾俞、命门、大肠俞、足三里、太溪、涌泉、三阴交、中膂俞等穴位。操作：①仰卧位，用一指禅推法推腹部5~10分钟；用摩法摩腹部10分钟；分推腹部；按揉腹部所取穴位各30秒。②俯卧位：用擦法擦背部督脉、膀胱经穴10分钟，同时弹拨两侧膀胱经；按揉背部所取穴位各30秒；擦法擦背部两侧膀胱经，以透热为度。

（三）总结

韩捷认为低级别炎症结肠炎的病机总属"脾虚湿热"，病理因素为湿邪阻滞肠中，中焦气机不畅，肠中糟粕郁而化热，同时湿性黏滞，病程缠绵难愈，极易阻滞气机。久之引起情志损伤，同时情志不畅亦对本病的发生、发展有着不可忽视的作用。结合中医理论基础及临床经验对本病提出了健脾运湿、"通因通用"的治疗原则，攻补兼施。并采用局部用药与整体用药、口服与外用相结合，内外兼顾，不仅关注肠道黏膜情况，更关注肠道内稳态的维持，力求标本兼顾；采用俞募配穴的针灸方法，通过调节脑肠轴的功能，不仅关注患者生活质量的改善，而且关注患者心理及精神健康，力求解决本病的根本。

研究展望及不足：目前对于低级别炎症结肠炎尚无统一规范定义，对此类疾病的研究寥寥，但临床上本病多见，其症状多变，起病隐匿，给患者带来严重的身心损害，具有较高的临床研究价值。笔者结合临床经验对本病提出了一些初步认识，目前认识尚浅，可能会有不当之处，望批评指正。对该疾病的临床诊治及研究有待各位同道一同努力，进而减轻甚或解除患者病痛。

临床篇

五、低级别炎症结肠炎的调治原则

（一）结肠炎调护

1. 情志调护

（1）保持心情愉悦，避免生气动怒，精神放松，减少忧虑，避免情绪紧张。保持冷静平和的心态，不宜长期生气、郁闷、恼怒、忧思。

（2）调整心情，多参加户外活动，及时排遣和改善忧愁悲怒的心境。愉悦情志，使气血流畅，生机活泼。积极坚持和配合治疗。

2. 饮食调护

原则： 饮食应清淡、易消化、少油腻、定时定量。

（1）结肠炎患者慎喝牛奶、豆浆，忌饮酒，不宜食用海鲜。饮食要有规律，一日三餐做到定时定量，不暴饮暴食，这样有利于肠道消化，避免因无节制饮食而致肠道功能紊乱。

（2）供给足够的热能、蛋白质、矿物质和维生素，尽可能避免出现营养不良性低蛋白血症，以增强机体修复功能，利于病情缓解。

（3）饮食以清淡、易消化、少油腻为原则，尤其要少吃高脂食物，以免因为难消化而加重胃肠负担。

（4）应避免食用刺激性和纤维多的食物，刺激性食物如辣椒、芥末等辛辣食物；纤维多的食物如白薯、韭菜、萝卜、芹菜等多渣食物，因其会加重胃肠负担。疾病发作时，应忌食生蔬菜、水果及带刺激性的葱、姜、蒜等调味品。

（5）要避开过敏食物，可以选择其他食物代替。

3. 服药调护

（1）煎药宜用砂锅、搪瓷锅，忌用铝、铁锅等金属类器具，以免发生化学反应。

（2）饮片应先用冷水浸泡30～60分钟，一般头煎加水量以浸泡后高出药物2～3cm为宜，二煎加水量至药面即可。

（3）浸泡药物后选用武火（大火）煎沸后，改用文火（小火）煎煮，保持微沸状态并适当搅拌，每剂药需煎煮两次，头煎用文火煎煮30分钟左右，二煎沸后20分钟左右。汤剂煎好后合并两次煎液，混匀后分2次服用。

（4）宜饭前1小时或饭后半小时服用。

4. 食疗方

（1）大麦土豆粥。

原料： 大麦仁100g，土豆300g，食盐、葱花、植物油各适量。

制法： 土豆去皮，切小丁；大麦仁去杂，洗净。锅上火，放油烧热，放葱花煸香，加水，放入大麦仁煮至沸，加土豆丁煮成粥，加食盐，每天早晚分食。

功能主治： 适用于溃疡性结肠炎患者。

（2）豆蔻大蒜田鸡粥。

原料： 白豆蔻6g，大蒜瓣30g，田鸡2只，粳米60g。

制法： 将田鸡去爪及杂肠，切块；大蒜瓣洗净；白豆蔻、粳米洗净。把田鸡、粳米放入锅内，加清水适量，武火煮沸后，文火煮1小时，

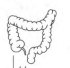

再加入大蒜、豆蔻，烧煮片刻，调味即可。佐餐食用。

功能主治：适用于溃疡性结肠炎属虚寒积滞者。

（3）良姜猪肚粥。

原料：猪肚120g，高良姜9g，干姜1.5g，生姜15g，粳米60g。

制法：将猪肚去油脂，洗净，切片；高良姜、干姜、生姜、粳米洗净。将全部用料一起放入锅内，加清水适量，武火煮沸后，文火煮2小时，调味即可。佐餐食用。

功能主治：适用于溃疡性结肠炎属脾胃虚寒者。

（4）百合粥。

原料：芡实、百合各60g

制法：上两味药放入米粥内同煮成粥，佐餐食用。

功能主治：适用于脾虚泄泻。

（5）马齿苋绿豆粥。

原料：马齿苋50g，绿豆50g，粳米50g。

制法：将马齿苋、绿豆、粳米同煮成粥，药用每天2次。

功能主治：适用于腹痛、便下脓血、赤白黏冻、小便短赤者。

（6）萝卜姜汁糖茶。

原料：姜汁15mL，蜜糖30g，萝卜汁50mL，浓红茶一杯。

制法：调匀，蒸热。药用每天2次。

功能主治：适用于寒湿气滞者。

（7）山药扁豆糕。

原料：山药200g，鲜扁豆100g，大枣500g，陈皮50g

制法：山药洗净，去皮，切成薄片；枣肉、鲜扁豆捣碎；陈皮切丝。同置盆内，加水调和，制成糕坯，上笼用旺火蒸20分钟即成，早晚餐服食，每次50g。

功能主治：适用于脾肾虚弱者。

（8）山药羊肉粥。

原料：鲜山药500g，羊肉、糯米各250g。

制法：羊肉去筋膜，洗净，切碎，与山药同煮烂，捣成泥，下糯米，共煮为粥，早晚餐温热服食。

功能主治：适用于脾肾阳虚者。

（9）益智仁粥。

原料：益智仁5g，糯米50g，食盐少许。

制法：益智仁研细末；糯米淘洗净，加水煮成稀粥，调入益智仁末，加食盐少许，稍煮片刻即成，早晚温热食。

功能主治：适用于脾肾阳虚者。

（10）白术粥。

原料：白术30g，白米30g，白糖适量。

制法：先将白术水煎取汁，去渣，后入白米，同煮成粥，加糖调匀，佐餐食用。

功能主治：适用于脾虚者。

（11）苓山葛薏粥。

原料：茯苓30g，山药30g，葛根30g，薏苡仁50g，粳米100g。

制法：茯苓、山药、葛根以80℃干燥后共研细末，粳米以清水淘净，薏苡仁以清水淘净并浸泡8小时；将薏苡仁、粳米同入锅中，加适量水，文火煮至薏苡仁、粳米熟烂成粥；然后掺入茯苓、山药、葛根末，搅拌并续煮成糊状。用法：每日1剂，分早晚2次空腹食用，或以粥代餐早晚食用。食用时可根据个人口味喜好酌加盐或糖等调料。

（12）健脾愈肠粥。

原料：粳米350g，山药、薏苡仁各30g，莲子25g，红枣30g

制法：取粳米350g，山药、薏苡仁各30g，莲子25g，红枣30g。先将山药、薏苡仁、莲子洗净下入锅内，加清水1500mL煮熟，再将粳米、红枣入锅，煮至米粥即可，每日早晚餐后30分钟食用药膳粥，连续食用6周。

（13）山药红枣粥。

原料：大米适量，山药60g，红枣30g。

制法：山药、红枣加大米适量，共煮粥服食。此粥有帮助恢复肠道吸收功能及止泻等作用。

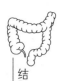
（14）糯米固肠粥。

原料：糯米100g，怀山药30g，胡椒少许。

制法：糯米、怀山药、胡椒少许，炒后共为细末，以极滚热汤调食。有增强健脾的功能。

（15）糯米山楂粥。

原料：糯米60g，炒山楂30g，红糖30g，生姜丝适量。

制法：将糯米、山楂、生姜丝放入适量水中，共蒸熟，再纳入红糖热服。具有温中健脾、消食和胃的作用。

（16）韭菜牛奶汤。

原料：韭菜、生姜、牛奶。

制法：取韭菜、生姜洗净切碎、捣烂，用洁净纱布包起绞汁，放锅内兑入牛奶煮沸，趁热服用，隔日1次。有温中益气健脾的功效。

（17）牛肉花生仁膏。

原料：鲜牛肉250g，莲子肉250g，花生仁60g，大蒜60g。

制法：取鲜牛肉、莲子肉、花生仁、大蒜混合加水煮至烂熟，空腹温服，3天内服完。

（18）马齿藕汁饮。

原料：鲜马齿苋、鲜藕各适量。

制法：鲜马齿苋、鲜藕各适量，洗净后捣取汁液各3g，同入锅中煎一沸，调入蜂蜜适量，顿服，每日2次；无鲜品者亦可用干马齿苋9g、干荷叶20g煎水代茶，适当加蜂蜜调饮，每日1剂，连服5～7天。

（19）姜蒜红糖汤。

原料：生姜、葱、大蒜、红糖适量。

制法：生姜、葱、大蒜三者同入砂锅内加水，煎汤，待大蒜熟后即成。饮汤食蒜，每日2次，连服6～8天。

（20）饭锅巴莲子肉。

原料：饭锅巴、莲子肉、白糖各120g。

制法：饭锅巴、莲子肉、白糖混合，共研成粉末，冲服，每次15g，每日3次。有温胃健脾之功效。

（二）痢疾调护

1. 生活调护

（1）应积极预防和治疗痢疾，根据体质及不同食物的性味、作用特点，合理选择食物品种，并做到饮食规律化，定时定量。

（2）饮食宜清淡，以流质或半流质为主，忌食油腻荤腥、生冷瓜果、硬固难化及辛辣刺激食物。

（3）注意改善不良生活习惯，合理缓解精神压力和紧张，对于一些痢疾患者是非常重要的。

2. 食疗方

（1）山楂粥：山楂30～60g，或鲜山楂60g，粳米60g，砂糖10g。先用山楂入砂锅煎取浓汁，去渣，然后加入粳米、砂糖煮粥。适用于各种类型的痢疾。

（2）陈茗粥：陈茶叶5～10g，粳米30～60g。先用茶叶煮汁，去渣，入粳米同煮为粥。适用于湿热痢。

（3）豆蔻粥：肉豆蔻5～109g，生姜2片，粳米30g。先把肉豆蔻捣碎研为细末，用粳米煮粥，待煮沸后加入肉豆蔻末及生姜，同煮为粥。适用于虚寒痢者。

（4）槟榔粥：槟榔10～15g，粳米30～60g。先将槟榔片煎汁去渣后，加入粳米一同煮粥。适用于实证痢疾以气滞为主者。

（5）黄芪乌梅膏：黄芪、乌梅各200g，加水1000mL，煮取500mL，加红糖250g，收膏装瓶。每次服20mL，每日2次。适用于气阴两虚之久痢者。

（6）莲子粥：莲子10枚，粳米30g，冰糖或砂糖10g。先将莲子洗净，用清水浸泡，文火煮沸，入粳米同煮至熟，兑入糖，顿服。适用于脾虚之泄泻及痢疾患者。

（7）鲫鱼羹：鲫鱼1000g，大蒜2枚，胡椒6g，陈皮6g，砂仁6g，荜

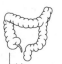
荬6g。将葱、酱油、盐、大蒜入鱼肚内，煎熟，加胡椒、陈皮、砂仁、荜茇、水一同做羹，五味调和令匀，空腹食之。适用于慢性痢疾以虚寒为主者。

（8）鸡蛋1个，白矾末少许，将鸡蛋打破、油炒，加白矾末少许，一次吃完。

（9）牛奶煎荜茇：用牛奶煎荜茇，服之立瘥。

（10）绿豆莲子百合粥。

材料：绿豆40g，莲子、百合、红枣各适量，大米50g。

调料：白糖、葱各8g。

制法：大米、绿豆均泡发洗净，莲子去心洗净，红枣、百合均洗净，切片；葱洗净，切成葱花。锅置火上，倒入清水，放入大米、绿豆、莲子一同煮开。加入红枣、百合同煮至浓稠状，调入白糖拌匀，撒上葱花即可。适合湿热、疫毒型痢疾患者食用。

（11）泥鳅三丁粥。

材料：大米100g，河虾肉20g，泥鳅30g，玉米、胡萝卜丁、豌豆各少许。

调料：盐3g，料酒、香油各适量。

制法：大米洗净，放入清水中浸泡；河虾处理干净，泥鳅收拾干净后切小段，用料酒腌渍去腥；玉米、胡萝卜丁、豌豆洗净备用。锅置火上，放入大米，加适量清水煮至五成熟。放入虾肉、泥鳅、玉米、胡萝卜丁、豌豆煮至粥将成，加盐、香油调匀即可。适合寒湿型的痢疾患者食用。

（12）脆皮大肠。

材料：大肠头500g。

调料：麦芽糖水20g，冰花梅酱、椒盐各适量。

制法：大肠头洗净，汆水，用高压锅焖熟，捞起，用麦芽糖水浸透后取出晾干。起油锅，放入大肠头炸至红亮，捞起沥干油，放凉后改刀成小段，带调料上桌即可。适合疫毒型的痢疾患者食用。

（13）马蹄山药汁。

材料： 马蹄、山药、木瓜、菠萝各适量，优酪乳250g。

制法： 将马蹄、山药、菠萝分别用清水洗净，削去外皮，切小块备用。将木瓜用清水洗净，去皮去籽，切小块，备用。将准备好的所有材料和调料一起榨汁，调匀即可。适合湿热、疫毒型的痢疾患者食用。

（14）香豆蔻砂仁粥：蓉香10g，草豆蔻、砂仁10g，粳米、红糖适量。先将草豆蔻、砂仁捣碎，再与蓉香一同煎水取浓汁，另将粳米洗净煮粥，待粥成时兑入药汁，调匀温服。早晚各1次，连服6～8天。

（15）薤白粥：薤白30～60g，糯米1碗，煮粥，每日晨起趁热一次吃下。可用于湿邪蕴结肠道的赤白痢。

（16）鲜萝卜、大蒜、鲜马齿苋捣烂挤汁，加食醋少许。治疗慢性细菌性痢疾急性发作，热势较重者。

（17）白木耳30g，小火炖服，加红糖。治疗休息痢。

（18）萝卜汁1杯，白蜜1匙，老姜汁1杯，陈皮汁1杯，混合煎热即可口服。通治痢疾，赤痢尤宜。

（三）泄泻调护

1. 饮食原则

（1）急性腹泻时，以流质、半流质饮食为主。如伴呕吐者，可短时间禁食，待泄泻缓解后可给予足量含盐淡糖水。饮食应以清淡、稀软、容易消化吸收、少渣、少油为原则，以减轻肠胃负担。

（2）泄泻早期，如泻下过剧，宜进淡米汤、淡果汁、面汤、茶水等，病情好转，改为少油、少渣的半流质饮食，以细挂面、稀粥、面片为佳。

（3）腹泻停止后，可逐渐加一些蛋羹、嫩瘦肉末、菜泥、软饭等。后期脾胃虚弱，宜食健脾补益食物，如粳米、山药、扁豆、肝类、蛋类、瘦肉、猪肚等。

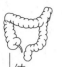

2. 饮食禁忌

（1）禁食生冷、不洁食物，不宜食油炸、肥腻、坚硬或纤维素含量高的食物。

（2）禁酒及辛辣刺激性强的调味品，如辣椒、葱、蒜等。

（3）少食粗纤维食物。

（4）饮食要有节制，切忌暴饮暴食。

3. 食疗方

（1）荔核大米粥。

材料： 干荔核15枚，山药15g，莲子肉15g，粳米50g。

制法： 先煎前3味，去渣取汁，然后入粳米煮成粥。可作早、晚餐服食。

功效： 具有补肾健脾，温阳散寒止痛的作用。适用于腹泻者。

（2）荔枝山药粥。

材料： 干荔枝肉50g，山药、莲子各10g，粳米50g。

制法： 将前3味加水煮至酥烂，再加入淘净的粳米，煮成粥。每日1次，临睡前食用。

功效： 具有温肾健脾，固肠止泻的作用。适用于腹泻者。

（3）八宝饭。

材料： 粳米50g，白扁豆50g，莲子肉50g，大枣20个，核桃仁50g，龙眼肉50g，糖青梅25g，糯米500g，白糖100g。

制法： 将前3味泡发煮熟，大枣泡发，核桃仁炒熟，糯米蒸熟备用。在大碗内涂抹一层猪油，放入青梅、龙眼肉、大枣、核桃仁、莲子、白扁豆、薏苡仁，最后放熟糯米饭，再上蒸锅蒸10分钟，把八宝饭扣在大圆盘中，再用白糖加水熬汁，浇在饭上即可。可作点心服食，一次不宜多食。

功效： 具有健脾益胃，补肾化湿的作用。适用于腹泻者。

（4）莱菔鸡金粥。

材料： 莱菔子9g，鸡内金6g，怀山药粉50g，白糖适量。

制法： 莱菔子与鸡内金先加水煎煮20分钟，去渣，再加入怀山药粉煮沸成粥，白糖调味即可。每日1剂，趁热服食。

功效： 具有顺气消食，健脾止泻的作用。适用于腹泻者。

（5）炮姜粥。

材料： 炮姜6g，白术15g，八角、茴香、花椒少许，粳米30g。

制法： 将炮姜、白术、花椒、八角、茴香装在纱布包里放入锅中加水先煮20分钟，然后下粳米煮粥，每日1剂，分3次温服。连服1~2周。

功效： 具有温中健脾，散寒利湿的作用。适用于腹泻者。

（6）白扁豆花粥。

材料： 白扁豆花15g研末，粳米100g，白糖适量。

制法： 煮粥，粥稠熟时入白扁豆花末及白糖适量，调和即可服食。

功效： 具有芳香化湿和胃的作用。适用于感受暑湿而腹泻者。

（7）薏苡仁粳米粥。

材料： 薏苡仁30g，粳米50g。

制法： 共煮粥服食。

功效： 具有健脾化湿的作用。适用于湿阻纳差、大便溏薄者。

（8）鸡肫皮粳米粥。

材料： 鸡肫皮2g，粳米50g。

制法： 将鸡肫皮研为细末；煮粥，粥稠时撒入鸡肫皮煮1~2沸，每日晨起空腹食用。

功效： 具有消食导滞的作用。适用于伤食、消化不良腹泻。

（9）山药羊肉粥。

材料： 山药30g，白切羊肉30g，粳米50g，葱花适量。

制法： 山药、粳米同煮成粥，粥将稠时加入熟白切羊肉30g。用葱花调味，温服。

功效： 具有温肾健脾止泻的作用。适用于脾肾两虚、大便经常溏薄者。

（10）扁豆粥。

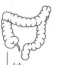
材料和制法： 炒扁豆20g，用温水浸泡一夜，与粳米50g加水煮成粥，粥稠加入红糖适量煮1～2沸即可服食。

功效： 具有健脾止泻的作用。适用于脾虚弱慢性腹者。

（11）茶叶粳米粥。

材料和制法： 茶叶10g煎取浓汁，与粳米50g，同煮粥即可食用。

功效： 具有清热涩肠的作用。适用于腹泻。

（12）荔枝莲子怀山药粥。

材料和制法： 干荔枝肉50g，怀山药、莲子各10g，水煮至软烂时，加入大米100g，同煮粥，用油盐或白糖调味食用。

功效： 具有生津益血，和脾开胃，止泻，补气血，益肝肾的作用。可治老年人晨起腹泻，大便溏稀等症。

（13）栗子糊。

材料和制法： 栗子研粉煮如糊，加白糖适量食用。

功效： 具有补肝肾、壮筋骨、健脾胃、厚肠道、止泻的作用。适用于腹泻患者。

（14）莲肉粥。

材料： 莲子粉120g，粳米60g。

制法： 取莲子粉和粳米同煮，煮沸后改用文火，煮至黏稠为度。若以新鲜莲子煮粥更佳。喜好甜食者，可加适量糖调服。作点心或早、晚服用。

功效： 具有养心益肾，补脾止泻的作用。适用于脾虚泄泻。

（15）栗子粥。

材料： 栗子15个，粳米或糯米60g。

制法： 栗子与米兑水，文火煮成粥即可。或用栗子风干后磨粉，每次以栗粉30g，同粳米60g，煮粥亦可。早、晚服食。

功效： 具有补肾强筋，健脾养胃的作用。适用于肾虚腰酸腰痛，腿脚无力，脾虚泄泻。

（16）玉米刺梨汤。

材料和制法：玉米30g，刺梨15g，加水煎汤或代茶饮。

（17）大枣养胃汤。

材料和制法：大枣12g，白术、干姜、鸡内金各10g，加水适量，置于火上，熬成浓汁服用，每日1剂，连续服用15日；或大枣15g，人参10g，黄芪30g，加水适量，置于火上，熬成浓汁服用，同时用阿胶12g烊化冲服，每日1剂，连续服用15日。

（18）姜末茶。

原料：绿茶6g，干姜末3g。

制法：绿茶、干姜末同用沸水冲泡，盖焖10分钟后即可饮用。用法：代茶频饮。

功效：具有温中止泻，暖胃解毒等功效。

（19）石榴皮饮。

材料：石榴皮5g。

制法：将石榴皮焙干研为细末，水煎即成。用法：代茶饮。

功效：具有涩肠止泻等功效。

（20）胡椒蛋。

材料：胡椒7粒，鸡蛋1枚。

制法：将鸡蛋打一孔，胡椒研为细末，放入蛋中，湿纸封口，蛋壳外用湿白面团包裹3~5mm厚。放于木炭火中煨熟。

用法：鸡蛋去壳，空腹白酒送服。每日3次。

功效：具有散寒温中，健胃止泻等功效。

（四）直肠炎调护

1. 生活调护

（1）患者病发后应多进食一些流质的食物，如大米粥、青菜汤或者汤面等，有利于缓解肠胃不适症状。

（2）直肠炎患者的饮食宜清淡，同时要养成良好的饮食习惯。

千万不可进食油炸、油腻或生冷坚硬的食物，否则容易对肠胃造成负担，反而不利于病情的恢复。

（3）患者应少吃生冷的瓜果，多吃一些营养丰富、富含维生素且容易消化的食物，有利于补充营养，从而增强抵抗力和免疫力，对病情的恢复也有积极帮助。

（4）直肠炎患者应适当地锻炼，不仅能增强自身抵抗力，而且还能增强身体活力。

（5）直肠炎患者应保持心情愉快，做到自我调节以减轻生活、工作所带来的压力，这对病情的康复极为有益。

2. 食疗方

（1）如意蕨菜蘑菇。

材料：蕨菜嫩秆、蘑菇、鸡脯肉丝、胡萝卜、白萝卜各适量。

调料：盐、味精、淀粉、油、料酒、蒜片、鲜汤各适量。

制法：蕨菜择洗干净，切段；蘑菇洗净切片；胡萝卜、白萝卜洗净，切条；油锅烧热，用蒜片炝锅，放蕨菜煸炒，入鸡脯肉丝、蘑菇、白萝卜条、胡萝卜条、鲜汤及盐、味精、料酒，汤沸后用淀粉勾芡，出锅盛在盘中即可。

（2）黄花菜鱼丸汤。

材料：草鱼肉200g，黄花菜150g，小油菜50g。

调料：盐、高汤各适量，葱段3g。

制法：将草鱼肉洗净剁蓉，加盐搅匀，捏成鱼丸，入沸水中汆熟；黄花菜浸泡洗净；小油菜洗净备用。锅上火倒入油，将葱爆香，倒入高汤，调入盐，再下入鱼丸、黄花菜煲至熟，最后放入小油菜煮熟即可。

（3）苹果红糖饮。

材料：鲜苹果1个。

调料：红糖适量。

制法：将苹果用清水洗净，去掉皮，去籽，切块，备用。将以上切好的苹果块放入准备好的碗内。将装有苹果块的碗移入锅内蒸熟，再加入红糖调味即可。

（4）椰汁豆浆。

材料： 黄豆80g，椰汁适量。

制法： 将黄豆加水，泡发6小时，再从水里捞出，沥干水分，用清水洗净，备用。将黄豆、椰汁一起放入豆浆机中，添加适量清水，按下开关，搅打成椰汁豆浆，再煮沸后，滤出豆浆即可。

（5）猪腰山药薏米粥。

材料： 猪腰100g，山药80g，薏苡仁50g，大米120g。

调料： 盐3g，味精2g，香油、葱花各适量。

制法： 猪腰收拾干净，切花刀；山药洗净，去皮，切块；薏苡仁、大米淘净，泡好。锅中注水，下入薏苡仁、大米、山药大火煮沸，再用中火煮半小时。改小火，放入猪腰，至猪腰煮熟，调入盐、味精调味，淋香油，撒上葱花即可。

（6）枸杞子银耳汤。

材料： 银耳30g，枸杞子10g。

调料： 冰糖适量。

制法： 先将银耳浸泡约2小时，下锅前撕成小片备用；枸杞子泡发，待用。锅内倒入适量的水，以大火煮开，倒入银耳；再次煮沸后，转入小火，慢熬。随后加入冰糖，大约再煮15分钟，加入泡好的枸杞子，搅拌均匀，大约8分钟即可。

（7）九里香党参煲猪瘦肉。

材料： 党参30g，九里香15g，陈皮、砂仁各10g，猪瘦肉100g。

调料： 食盐、葱花、生姜丝各适量。

制法： 猪瘦肉洗净，切成片，与九里香、陈皮、砂仁、食盐、葱花、生姜丝一同放入砂煲中，加入清水适量煲汤，煲至猪肉熟烂汤厚即可。每日1剂，随意食猪肉，喝汤。

（8）丁香焖鸭。

材料： 水鸭500g，丁香、肉桂、草豆蔻各5g，陈皮、砂仁各3g。

调料： 生姜、葱白、食盐、酱油、黄酒、白糖、植物油各适量。

临床篇

197

制法：丁香、肉桂、草豆蔻、陈皮、砂仁分别洗净，用水浸泡，煎取汁液；水鸭活杀，去毛、杂，切成小块。起油锅，用生姜、葱白爆香水鸭块，加入药汁，稍炖片刻，入酱油、黄酒、食盐、白糖各适量，焖至鸭肉熟烂即可。每日1次，佐餐随量食用。

（9）五香山药鸡。

材料：雏鸡1只，山药30g，生姜、肉桂、花椒、砂仁、白芷、荜茇、高良姜各15g。

调料：食盐少许。

制法：雏鸡宰杀，去毛杂及内脏，洗净，切成块状；山药去皮、切块，生姜、肉桂、花椒、砂仁、白芷、荜茇、高良姜用纱布包裹，同鸡块、山药块一起放入砂锅中，加入清水适量，大火煮沸后，改用小火慢炖，至鸡肉熟烂，取出纱布袋，加食盐调味即可。每日1剂，食鸡肉，喝汤。

（10）姜朴炖猪肚。

材料：猪肚200g，老姜30g，厚朴10g。

调料：食盐、葱段、葱花、花椒粉各适量。

制法：厚朴用少量清水洗去浮尘，老姜洗净、拍破，一同装入纱布袋中，扎紧袋口；猪肚洗净，切成两寸长方条。将猪肚条与纱布袋、葱段一同放入砂锅中，加入清水适量，大火煮沸后，改用小火慢炖1小时左右，至猪肚熟烂，捞去纱布袋和葱段，再把猪肚盛于碗中，加入食盐、葱花、花椒粉调味即可。每日1剂，食猪肚，喝汤。

（11）牛奶蜂蜜饮。

材料：牛奶200mL，蜂蜜50mL，白及粉6g。

制法：牛奶煮沸，调入蜂蜜和白及粉，搅匀后于饭后饮用，每日1～2次。

（12）鳖肉杞子熟地黄汤。

材料：鳖肉125g，枸杞子、熟地黄各15g，食盐适量。

制法：鳖肉洗净，切成小块；枸杞子、熟地黄分别洗净，与鳖肉块一同放入锅中，加入清水适量，小火慢炖至鳖肉熟烂汤成，用食盐调味即可。每日1次，食肉，喝汤。

（13）生地黄山药炖鸭。

材料： 鸭肉250g，生地黄15g，山药100g，生姜片、食盐各适量。

制法： 生地黄、山药分别洗净；鸭肉洗净，分别将带骨的鸭肉和鸭油切成小块。把生鸭油块放入烧热的炒锅中，使用铲挤压出油，油热后入生姜片爆香，再放入鸭块翻炒片刻，注入适量清水，加入备好的生地黄、山药，大火煮沸后，改用小火炖至鸭肉熟烂，加食盐调味即成。每日1次，佐餐随量食用。

（14）胡椒乌梅茶。

材料： 胡椒10粒，乌梅5个。

制法： 胡椒和乌梅细末，加入开水冲饮，每日1～2次。

（15）赤豆玫瑰饺。

材料： 赤小豆150g，小麦面200g。

调料： 白糖、糖玫瑰、猪油各适量。

制法： 将赤小豆加水浸泡半日，煮至熟烂，捞出制成豆沙；炒锅上火，放入猪油，烧热后加入白糖炒溶，再入豆沙，用小火翻炒，至水分炒干，放入糖玫瑰，炒透后放凉，即成馅料。面粉加水制成面剂，擀成面皮，将馅料放入面皮捏成饺子，上屉蒸熟即可。用法：每日1～2次，当点心食用。

（16）山药茯苓煎饼。

材料： 山药粉、茯苓粉各100g，荞麦面150g。

调料： 植物油适量。

制法： 将山药粉、茯苓粉与荞麦面混匀，用水调成稠糊状；上锅摊成煎饼，煎熟即可。用法：当主食，分早、晚餐食用。

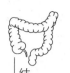

（五）糜烂性结肠炎调护

1. 生活调护

（1）**注意营养均衡**：食物要选富有营养、易消化的细软食物为主，多吃含植物蛋白、维生素多的食物。可以吃煮熟的栗子、大米粥、羊奶、酸乳、白奶酪、开菲尔乳品。如果症状严重，吃一些软性食物，如米汤、酪梨、香蕉、马铃薯、南瓜类。将所有蔬菜搅碎，再烹调。偶尔吃一些蒸熟的蔬菜，如红萝卜、胡萝卜及绿花椰菜。

（2）**饮食有规律**：注意饮食调理养护，有规律地定时定量进食，以维持正常消化活动的节律。切不可饥一顿饱一顿或不吃早餐，尤其应避免暴饮暴食。

（3）**食用流食**：对于急性肠炎，应去除病因，卧床休息，禁食一切对肠胃有刺激的食物或药物，酌情禁食或给予流食，对有出血者予以止血治疗。

（4）**忌食粗糙和刺激性食物**：忌食过硬、过辣、过咸、过热、过分粗糙和刺激性强的食物。如油炸食品、腌腊食品、辣椒、大蒜等。柑橘类果汁、番茄制品、咖啡、酒类以及所有会直接刺激食道的食物最好避免食用。

（5）**避免高脂肪食物**：高脂肪食物会使括约肌放松，造成回流，有胃灼热的症状，因此应避免这些食物。

（6）**少量多餐**：一日三餐以上，例如六小餐，以舒服为度。睡前忌进食，饮食不宜过多过饱。

2. 食疗方

（1）猪脾粥。

原料：猪脾1具，党参15g，陈皮6g，粳米60g，生姜3g，葱白5g。

制法：将猪脾洗净，切成薄片；葱白、陈皮洗净，切成小粒；生姜洗净，切成细丝；党参、粳米淘洗干净。党参、粳米一同放入锅中，加入清水适量，小火煮沸后入陈皮继续煮至粥将成时，将猪脾放入粥中，小火煮至猪脾熟成粥，放入生姜丝、葱白调味即可。每日早晚餐温热食用。

（2）姜米粥。

原料： 高良姜、干姜各5g，粳米100g。

制法： 将高良姜、干姜分别洗净，一同放入锅中，水煎去渣取汁，与淘洗干净的粳米共煮成稀粥即可。每日早晚餐少量食用。

（3）茯苓粥。

原料： 茯苓30g，粳米100g。

制法： 将茯苓研末，粳米淘洗干净。把粳米放入锅中，加入清水适量，煮粳米至半熟时再入茯苓末，继续煮至米熟粥成即可。每日早晚温热食用。

（4）干姜羊肉内金汤。

原料： 羊肉250g，干姜15g，鸡内金12g，大枣6枚，酱油、味精、食盐各适量。

制法： 将羊肉洗净，切成小块；干姜、鸡内金、大枣（去核）分别洗净；羊肉、干姜、鸡内金、大枣一同放入锅中，加入清水适量，大火煮后，小火再煮1小时，至羊肉熟烂用酱油、味精、食盐调味即可。用法：每日1次，随量食羊肉，喝汤。

（5）党参大枣鳝鱼汤。

原料： 黄鳝250g，党参、陈皮各12g，大枣5个，生姜4片，食盐、胡椒、十三香各适量。

制法： 将黄鳝活杀，去内脏洗净，切成段，与大枣、党参、陈皮一同放入锅中，加入清水适量，大火煮沸后再放入胡椒、十三香，改用小火炖1~2小时，至黄鳝熟烂，加食盐调味即可。用法：每日1~2次，随量食鳝鱼肉，喝汤。

（6）橘皮生姜茶。

原料： 橘皮20g，生姜5g。

制法： 将橘皮、生姜一同放入锅中，加入清水适量，大火煮后，改用小火再煮20分钟左右，去渣取汁即可。用法：每日1剂，代茶饮用。

（7）半夏姜枣茶。

原料： 半夏、生姜各6g，大枣5枚。

制法： 将半夏、生姜、大枣一同放入锅中，加入清水适量，大火煮沸后，改用小火再煮20分钟左右，去渣取汁即可。用法：每日1剂，代茶饮用。

（8）旱莲大枣茶。

原料： 鲜墨旱莲30g，大枣6～10枚。

制法： 将鲜墨旱莲、大枣同放入锅中，加入清水适量，大火煮沸后，改用小火再煮20～30分钟，去渣取汁即可。用法：每日1剂，2次饮用。

（9）荞麦面饼卷青菜。

原料： 荞麦面200g，嫩芽菜、芹菜、胡萝卜、黄瓜各100g，鸡蛋2个，黄油、面酱各适量。

制法： 将嫩芽菜剪根，洗净，切碎；芹菜、胡萝卜、黄瓜洗净，切成细丝，混匀备用。把鸡蛋打破放入盆中，搅匀后加入荞麦面，再入适量清水搅成糊状。平底锅上大火，放入黄油烧热，倒入鸡蛋荞麦面糊摊成薄饼，煎熟后起锅装盘。每日1～2次，薄饼卷上蔬菜、面酱当点心食用。

（10）佛手粳米粥。

原料： 佛手15g，粳米100g，冰糖适量。

制法： 佛手洗净，放入锅中，加水适量，煎汤去渣取汁。粳米淘洗干净，放入锅中，加入清水适量，小火煮粥。待粥将成时加入佛手柑之煎汁及冰糖，再稍煮即可。每日早晚餐温热食用。

（11）肉末油菜粥。

原料： 大米75g，猪瘦肉50g，油菜叶40g。

调料： 白糖、盐各2g，葱末、姜末各3g，酱油5g。

制法： 油菜叶洗净，切碎；大米洗净；猪瘦肉洗净，切末。锅中倒入适量水煮开，放入大米，大火煮开后转小火熬煮成粥。另起锅，放油烧热，炒香葱末、姜末，炒散肉末，加酱油、白糖略炒，放油菜碎、盐炒匀，起锅，倒入粥锅中稍煮即可。

（12）鲫鱼蒸蛋。

原料： 鲫鱼500g，鸡蛋1个。

调料： 香油、酱油、料酒各5g，盐4g，葱花6g，鲜汤适量，植物油适量。

制法： 鲫鱼处理干净，用刀在鱼体两面打花刀，抹匀盐、料酒。将鸡蛋磕开，打散，倒入适量鲜汤，加盐、植物油搅匀。将鲫鱼放在鸡蛋汁中，上屉，大火蒸15分钟。另取一碗，放入葱花、酱油、香油和少量鲜汤，调成味汁，浇在蒸好的鱼上即可。

（13）莲藕排骨汤。

原料： 猪排骨300g，莲藕200g。

调料： 盐3g，葱段、姜片、料酒各适量。

制法： 猪排骨洗净，切块；莲藕去皮，洗净，切片。锅内加水煮沸，放葱段、料酒、猪排骨及部分姜片，焯去血水，捞出。锅内倒清水烧开，放排骨、藕片及剩余姜片煮沸，转小火煲约1.5小时，加盐调味即可。

（14）包心菜粥。

原料： 包心菜100g，粳米50g。

制法： 包心菜洗净，切丝，水煎取汁，与淘洗干净的粳米一同放入锅中，共煮成粥即可。每日早、晚餐温热食用。

（15）银花红薯粥。

原料： 红薯、大米、金银花、生姜。

制法： 红薯切成小块或研成细粉，加入金银花（视临床症状轻重酌量）、生姜，按常法煮饭、煮粥均可。每日三餐均吃，不少于3～4个月，方可逐步收效。

（16）山药芡实扁豆糕。

原料： 鲜山药、赤小豆、芡实米、白扁豆、云茯苓、乌梅、白糖。

制法： 先将赤小豆制成豆沙，加适量白糖待用；将云茯苓、白扁

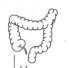

豆、芡实米研成细粉，加少量水蒸熟；鲜山药蒸熟去皮，加入茯苓等蒸熟的药粉，拌匀成泥状。将药泥在盘中薄薄铺一层，再将豆沙铺一层，如此铺成六七层，成千层糕状，上锅再蒸。待熟取出，以乌梅、白糖熬成浓汁，浇在蒸熟的糕上，即可食用。

（17）荞麦山楂石榴饼。

原料：荞麦面，鲜山楂，橘皮、青皮、砂仁、枳壳、石榴皮、乌梅各10g，白糖适量。

制法：先将橘皮、青皮、砂仁、枳壳、石榴皮、乌梅加适量白糖，用水1000mL煎煮，30分钟后滤渣留汁。鲜山楂煮熟去核碾成泥状待用；荞麦面用上述药汁和成面团。将山楂泥揉入面团中，做成小饼烤熟。每日2次，1次1块即可。以上配量是1份剂量，服完后可继续再做。

（18）竹茹粳米粥。

原料：竹茹30g，粳米100g。

制法：竹茹洗净，放入锅中，加入清水适量，煎汁去渣；粳米淘洗干净，放入锅中，加入清水适量，小火煮粥，待粥将成时加入竹茹药汁，再稍煮1~2沸即可。每日早晚温热食用。

（19）木耳豆腐汤。

原料：黑木耳30g，豆腐250g，味精、食盐各适量。

制法：黑木耳洗净，豆腐洗净后切成小块，一同放入锅中，加入清水适量，共煮成汤，用味精、食盐调味即可。每日1~2次，食木耳、豆腐，喝汤。

参考文献

［1］王翠芳，李峰，王玉光.浅谈泄泻的名称及分类［J］.云南中医中药杂志，2011，32（5）：10-14.

［2］许丹微.慢性泄泻治验［J］.辽宁中医杂志，2010，37（S1）：69.

［3］龙玲.张锡纯治泄泻方药特色浅析［J］.浙江中医药大学学报，2010，34（1）：82-83.

［4］龙渊，杨小洁，赵淑雯.辨证分型治疗泄泻55例疗效观察［J］.云南中医中药杂志，2006（4）：6-7.

［5］徐玲.辨证治疗久泻浅识［J］.实用中医内科杂志，2006（3）：263.

［6］史国义.急性泄泻从肝脾论治体会［J］.中国中医急症，2006（5）：552.

［7］赵培英.浅谈小儿泄泻证治法［J］.中国实用乡村医生杂志，2006（4）：45-46.

［8］沈焕彬.疏肝理脾法治疗五更泄泻73例［J］.江西中医药，2006（4）：37.

［9］张龙江.升阳除湿法治疗慢性结肠炎脾虚泄泻的体会［J］.光明中医，2006（3）：45-46.

［10］陈丽平，宋兴.疏利治泻法的理论依据和适应病症［J］.江苏中医药，2006（3）：47-49.

［11］陈贵华.慢性腹泻的中医治疗［J］.现代中西医结合杂志，2006（3）：354.

［12］徐泽君.辨象治疗泄泻69例［J］.中国民族医药杂志，2006（1）：9-10.

［13］苏慧芬，田园，唐尚友.补泻两法治泄泻［J］.现代中医药，2006（1）：61-62.

［14］张俊平.活血化瘀论治泄泻两则［J］.中国中医急症，2006（1）：101-102.

［15］王阳.解表法临床运用举隅［J］.中国中医药信息杂志，2006（1）：82-83.

［16］何永葆，阎峰.非感染性腹泻从寒湿论治体会［J］.中国社区医师（综合版），2006（1）：55.

［17］范汉淮.辨证分型治疗腹泻型肠易激综合征40例［J］.辽宁中医学院学报，2006（1）：47-48.

［18］谷文芳，薛世昌.温阳解毒法治疗五更泄泻15例［J］.陕西中医，2004（12）：1115.

［19］钱惠泉.疏肝健脾温肾法治疗腹泻型肠易激综合征32例——附黄连素片等治疗26例对照［J］.浙江中医杂志，2004（7）：15-16.

［20］李利军，甘丽燕.慢性泄泻从肝论治［J］.邯郸医学高等专科学校学报，2004（1）：32.

［21］王耀.疏导宁神法治疗肠易激综合征76例［J］.浙江中医杂志，2003（5）：8.

［22］陈永灿.慢性泄泻治法探微［J］.新中医，2002（5）：6-7.

［23］沈开金.风药止泻杂议［J］.浙江中医杂志，2000（9）：41.

［24］朱晓岚.健脾升清法治疗久泻的经验［J］.上海中医药杂志，1998（4）：3-5.

［25］老年久泻从脾肾湿浊瘀滞论治［J］.上海中医药杂志，1997（8）：25.

［26］宋代义.脾肾双补治疗慢性泄泻43例［J］.四川中医，1997（2）：24-25.

［27］谷凌云.通下法为主治疗顽固泄泻举隅［J］.军医进修学院学报，

1996（4）：280-281.

［28］徐彦民.从血瘀论治泄泻验案［J］.新中医，1996（8）：18.

［29］杨际平，刘伟.温脾和阴法治疗慢性泄泻73例［J］.浙江中医杂志，1994（3）：107.

［30］费秋月.扶正祛邪治疗慢性肠炎的体会［J］.浙江中医杂志，1994（2）：62-63.

［31］张献梅.浅谈泄泻的辨证施护［J］.恩施医专学报，1990（1）：86-87.

［32］李霞，曲波，姜海燕.激素依赖型溃病性结肠炎的治疗进展［J］.胃肠病学和肝病学杂志，2013，22（1）：891-895.

［33］李赛美，李宇航.伤寒论讲义［M］.2版.北京：人民卫生出版社，2015.

［34］李克光.金匮要略讲义［M］.上海：上海科学技术出版社，1985.

［35］周仲瑛.中医内科学［M］.2版.北京：中国中医药出版社，2007.

［36］王辰，王建安.内科学［M］.3版.北京：人民卫生出版社，2008：488.

［37］张声生，魏炜，等.肠易激综合征中医诊疗专家共识意见［J］.中医杂志，2017，18（58）：1614.

［38］韩捷.脾虚湿热型溃疡性结肠炎的临床特点［J］.中国实验方剂学杂志，2010：16（10）：191-192.

［39］张俊平，魏征，赵一，等.赵国岑治疗慢性结肠炎经验介绍［J］.新中医，2016，10（48）：179.

［40］杜天植.张景岳治泻经验探讨［J］.湖北中医杂志，1999，7（21）：300.

［41］龙璜玺.论张景岳注重脾肾思想［J］.湖北中医杂志，2003，3（25）：4.

［42］刘超，刘敬霞，虎喜成，等.中医药治疗慢性结肠炎的临床研究进展［J］.中华中医药杂志，2016，4（31）：1365.

［43］杨运.胃家实文意探析［J］.现代医学与健康研究，2017，5

参考文献

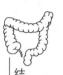

（1）：180.

［44］朱迪.络病的中医临床研究进展［J］.中国现代实用医学杂志，2005，4（7）：42-43.

［45］韩捷.络病学在溃疡性结肠炎治疗中的指导意义［J］.中国中医药现代远程教育，2013，11（5）：63-64.

［46］李清，闻晓天，吴鸿洲.络病学说探析［J］.河南中医，2008，28（11）：12-14.

［47］韩捷，张建文.健脾栓治疗溃疡性结肠炎50例临床观察［J］.中成药，2008，1（30）：附8.

［48］韩捷，顾亚娇，赵文霞，等.基于脑肠轴理论的俞募配穴法治疗气滞血瘀型功能性消化不良的临床观察［J］.中国中医药现代远程教育，2017，14（15）：117.